ブラックジャックとどう向き合うか

医師との対決64年（増補版、83歳までの17年間追加）

米澤達夫

22世紀アート

「ブラックジャックとどう向き合うか」増補版　２０２１年11月　米澤達夫

上記の本は、２００３年65歳までの体験を基に刊行したが、その後の17年間、高齢化に伴う体調不良対策と、友人を含め貴重な体験が増えたので、既刊文追記で広く参考に供したい。

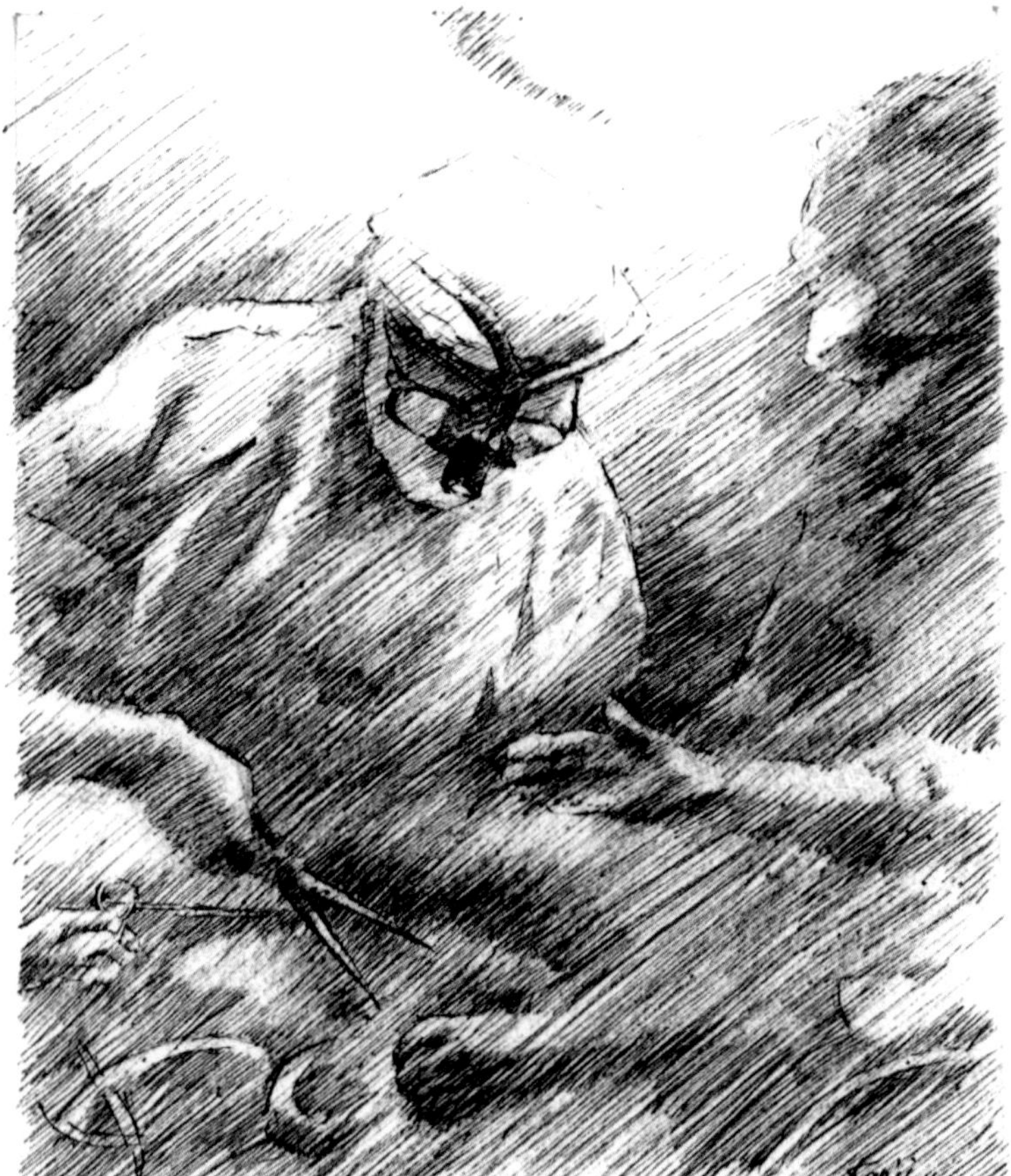

絵　米澤観児

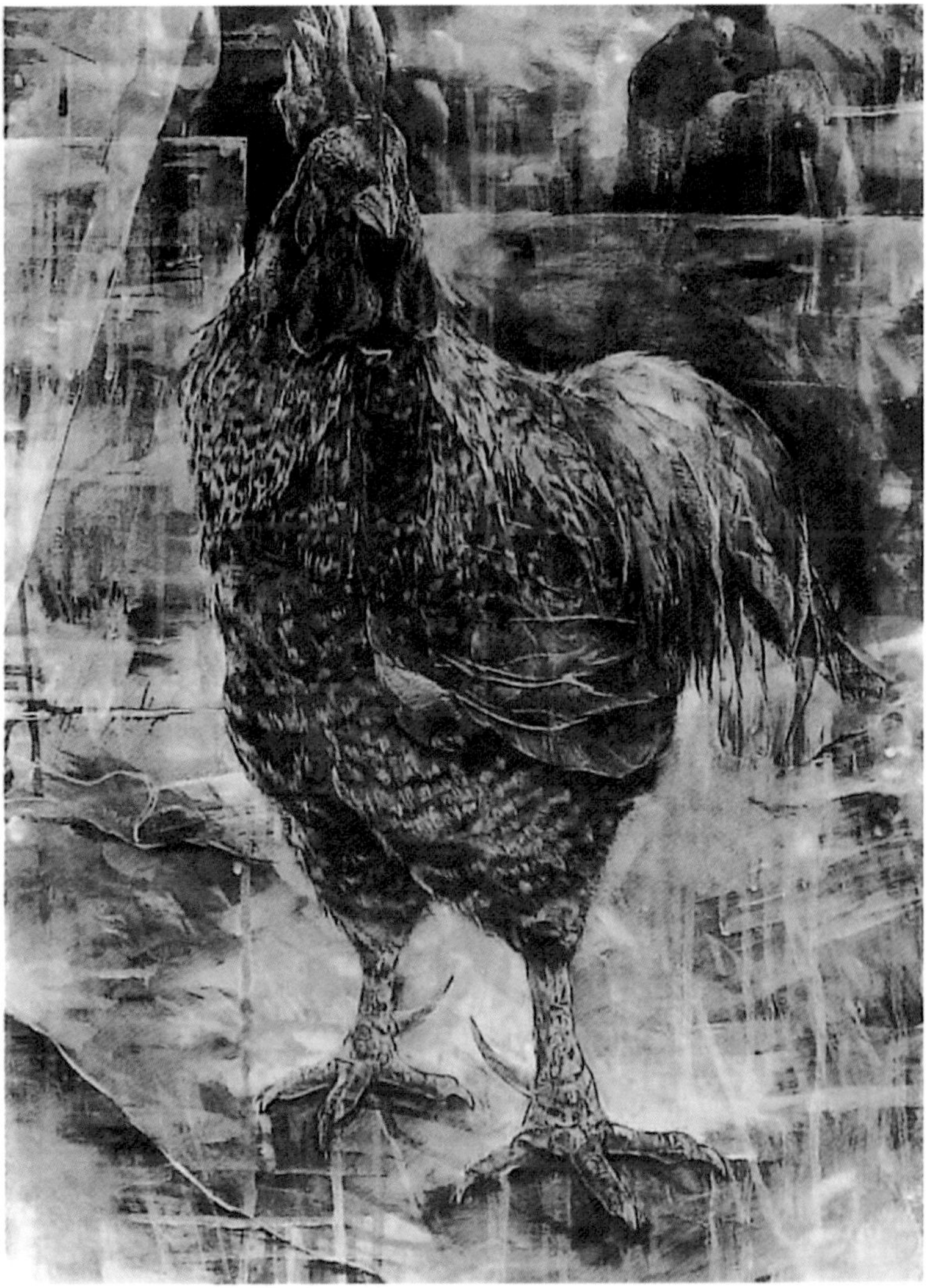

絵　米澤観児

まえがき

昭和40年代、手塚治虫の作品に登場したブラックジャックは、近未来の高度な治療医術を駆使して、驚異的な成果をあげた超人的アウトローの医師として私の脳裏に焼き付いている。ただし倫理面では、臓器移植など未来に大きな社会問題を投げかけたように思われる。

現在、日本には世界に誇る名医が数多く、献身的な努力を重ね、人々の身体を護っている。その反面、各地の病院で、患者の人間性を無視されたような扱いを受けた方も増えているようだ。

日本に西洋医学が導入されて百余年、感染症の治療法、外科的技巧、検査技術等において長足の進歩がある。しかし同時に各種の医療訴訟も増加の傾向にある。医療及び健康増進に関する世界の趨勢は、医師、患者双方の自己責任がより一層重視される傾向にあるといえる。

今、私たちが健康を確保するうえで4つの大きな問題を指摘したい。

1．医療、検査機器の高度化及び医療、研究機関関係者の増大に伴う医療費のコストアップに便乗した、道義を外れた医療面での過度の商業主義の横行。

2．日進月歩の医学の進歩に伴う、医師の不断の知見、医療技術向上の必要性と、医師個人の体力的、能力的限界とのギャップ。それに伴う医師の誤診及び常識的養生手法の無知あるいは提示の欠如。

3．医療機関における病気の予防と健康増進手法推進の欠如及びサプリメント、漢方の軽視。

4．単一医薬成分による単一な病、機能障害への対応方式の過信（盲点は、複合医薬成分による、複合的な病、機能障害への対応。この限界は、数千年の歴史を持つ東洋医学に突破口がみえる）。

21世紀の私たちは、二度目の国家財政及び家計の危機に見舞われようとしている。これを乗り切るには、右記の問題がある限り、私たちは主体的な知恵と努力を積み重ねて、初めて健康を確保することができる。そして病に侵されぬよう保健に努め、極力病院通いを減らして経済的負担を軽減することは実現可能な道でもある。

私が今健康体を維持していられるのは、過去の多くの健康関連書籍、雑誌（『暮しと健康』、『開花』、『壮快』等）から得られた情報の力によるところが大きい。

55年前の食糧難の時代、公務員であった父は、7人家族を養うため日曜日ごとに遠方の畑仕事に私たちを連れ出し、終日汗を流した。数年後に父は体調をくずし、通勤も辛そうであったが、〝病は気から。精神力で克服できる！〟と最後まで医者にかかろうともせず自宅で息を引き取った。この矛盾を目の前に私は、健康は自己管理に知恵を使えば必ず確保できるとの信念を持ち、実行するようになった。

60歳で定年退職して5年を経過し、かつての虚弱体質、弱虫でいじめにもあった私は男児2人を社会に無事送り出し、大きな病に侵されることなく今日を迎えた。しかし、私自身、家族及び親族の多くの健康上の問題を、厳しい家計のもとに無我夢中で乗り越えてきた。私なりの厳しい体験を思い起こす時、それが少しでも皆さんの健康な生活と正しい医療の確立に役立てればとの思いからこの拙文を起こした。

目次

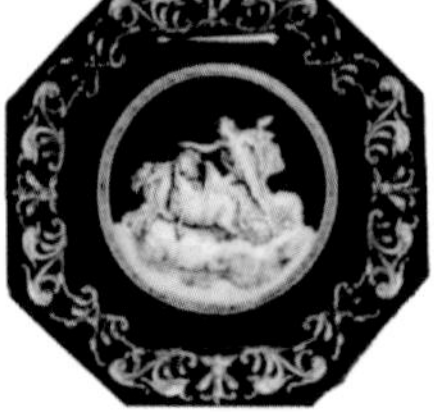

デコパージュ（米澤千恵子）

第１章　痛み、外傷等への対応

１．スキーの腹打ちで腰痛〔45歳頃〕
――医師は検査のみ。注意に逆らって完治――

信州のスキー場の東斜面をサングラスをかけたまま、夕刻、時速40㎞／ｈくらいのスピードで滑降した時、予想外の50㎝ぐらいのコブを瞬時に乗り越えたことがあった。その時、両膝で腹部を強打し、内臓に強い圧迫感を受けてしばらく治らなかった。内蔵に異常はなかったが、その３日後から20分以上立ち姿を続けると腰が強く痛むようになった。原因は、腹打ちの時の腰部の急激な前屈にあると思われた。

〈医師の対応〉

腰部のレントゲン写真を角度を変えて数枚撮影。異常が認められないので治療法はないが、後ろ側に反る姿勢だけは避けるようにとの指示。「日が経過すれば自然に治るでしょう」の言葉で終わり。故障の原因らしきスキー場での私の行動など聞こうともしない。

〈自己対処法〉

腰に負担をかけないよう、特に後ろに反らないよう日常生活を送っていたが、通勤電車の45分間の立ち姿は避けられなかった。腰部の痛みに耐えつつ2週間経過しても、痛みは減らず、むしろひどくなった。治療法がないことを思い精神的に落ち込んだ。

ある日、「逆療法」の言葉に気付き、自宅のソファの背もたれに腰を当てて後ろに反った。痛みを感じなかったので15秒くらいその姿勢を保ってから起き上がったところ、腰部の痛みは嘘のように消えていた。その直後からは、立ち姿を1時間続けても腰部の痛みは起こらなくなった。ごく短時間の自己流の対処法（医師の注意と反対の手法）で完全に治癒したのだ。椎間板のわずかなずれが元に戻ったものと思われる。

〈留意点〉

○この簡単な治療法なら、整骨師でも知っていよう。また、前屈で起こった故障が後屈で治ることは、素人でも想像できる。

２. 重量物を運搬して腰痛〔58歳頃〕
――医療書を読んで、自宅安静療法にて治癒――

阪神大震災の時、都市ガスのパイプラインが大きな被害を受けた。私はその復旧作業のため、六甲臨時資材補給基地にて約１ヵ月間勤務した。10数棟のテントの下には、配管継ぎ手材料の入った段ボール箱（約25㎏）がスペースの関係上５段積みとなり（平常時は３段積み）、六甲下ろしの横殴りの風雨に遭うたびに、防水処置にもかかわらず荷崩れを起こした。また舗装道路掘削後の仮復旧用レミファルトも大量に扱い、毎朝出荷後のそれらの乱れを人力で整理していた。さらにフォークリフトの通過の際に、丈の低いテント部分の柱を中腰姿勢・両手で持ち上げることもたびたびであった。

こうした作業の最終日、臨時基地の撤収作業の時には各種資材のトラックへの積み込み作業をも手伝った。最後のパイプを持ち上げた時、突然腰部に激痛が走り、座ってもその激痛は取れなかった。当時道路は倒壊家屋で寸断され、這うようにしてバスと電車を乗り継ぎ帰宅した。道中の階段や車への乗り降り、いすへの座り、立ち上り時には特に痛みが増した。

〈医師の対応〉

当初、痛みがひどく、緊急避難的に自宅で安静にしていて、それが医療書の応急マニュアル通りであることが分かり、3日間は寝たままで過ごして経過をみたので、結局医院には行かなかった。当時2週間で痛みがほぼ無くなったので、外科医の診察を受けなかったが、後日のX線検査で、第五腰椎の圧迫骨折が見つかった。

〈自己対処法〉

トイレの近くに床を取り、その往復には四つん這いで前進後退をした。3日後の朝、痛みが7割方薄らいでいたので、ゆっくり歩いて1日出勤し、その後土曜、日曜日を自宅で寝て8割方治った時点で職場復帰し、事務的業務を続けた。2週間経過し、痛みは9割方薄らいだ。しかし、まだ痛みなしに走ることはできなかった。牛乳摂取量は毎日200ml。

その後1年間をめどに、腰椎に対し前後左右の曲げや回転などを避け、重量物運搬などの動作も避けた。またゴルフも止めた。そして常用しているサプリメントにグルコサミンを追加した。その結果、6ヵ月で日常生活にはほぼ支障がなくなり、1年半後、リュックを背負って石鎚山登山をしたが腰痛は起こらなかった。

〈留意点〉

○自分ではかなり重症と思われた腰痛が、自分の力で治療できたことに満足した。当時私の骨密度は95以上。他方、同時期に妻が重い家具を動かしていて腰痛を起こした時には、外科病院のＸ線検査で腰椎の圧迫骨折が判明し、約１年間コルセットを着けた安静な生活により治癒した。ちなみに妻の骨密度は80以下（牛乳嫌い、甘党）。従って日常の保健努力で治療法も異なることになる。

○妻は73歳の時、竿にフトンを掛けようと両手で持ち上げた時に腰痛を発症、筋肉痛と早合点し、奈良市内Ｍ整体院で診察を受けた。整体師は筋肉と筋膜の写真を示し、通院を勧めたので一ヵ月通院をしたが、痛みは逆に悪化した。私が整体師に不審を抱き、質問すると「私は医師ではないのでＸ線検査はしません」との回答。直に外科医で診察を受けさせるとＸ線検査で胸椎圧迫骨折が判明。胸部コルセットを嵌め、骨強化薬を処方された。圧迫骨折の患者に対して、Ｘ線検査を勧めもせずに筋肉療法を行う整体師に驚き、その旨話すと、健康保険適用の治療費５万円分が全額負担に変わる可能性を仄めかした。この様な処置をする整体師の存在が信じられなかった。生駒市の別の整体院での経験者Ｏ氏は同様な圧迫骨折でＸ線検査を勧められた事例がある。

○脊椎にかかる力は、脊椎と背筋の距離を２㎝とすると、脊椎とフトンの距離30㎝とした場合、30

対2の支点比が15倍で10kgのフトンが、脊椎には150kgかかることになり、圧迫骨折の原因となった筈。腰痛を予防するには、持つ物と脊椎との距離を極力小さくする必要がある。人体構造から見ると、脊椎と背筋の距離が短いので前方に重量物を持つべきではないことが分かる。

3. ギックリ腰2回〔59歳頃〕

――冷静に自分で治療、2回目以後発症せず――

夕食後、1人用のソファを3つ並べ、不規則な凹凸部分に横向きに寝そべってテレビを見ていた。そして急に起き上がろうとした時、腰から下に強い電気ショックのような感じを受けて下半身が麻痺し、全く動かなくなった。

〈医師の対応〉

ギックリ腰発症が夜間だったため、自己対処法を試みた。かつてギックリ腰の女性が救急車で病院へ運ばれる途中、痛みに耐えかね、大声で叫び続けていた話を思い出した。ギックリ腰の時、身体を動かされると腰に響き、大変痛い。結局病院には行かなかった。

〈自己対処法〉

それまでの経験から、私の腰痛への知識は増していた。年配者から聞いたギックリ腰への心の準備はできていた。しかし、下半身の全く無力な感覚は予想以上のもので生きた心地がしない。だが気を取り直し、聞きかじっていた応急的対症法——上半身を固定して、腰から下をフリーに引力を利用して振り動かす——をソファの背もたれを利用して実行した。それを続けておよそ5分後、下半身の感覚がフッと元に戻った。痛みもしびれもなくなった。けれども、この状態ではいつギックリ腰が再発するかという不安が残った。

ともかく安静にして様子をみた。この時以降、摂取していたカルシウム剤を３Ａカルシウムに変更し、グルコサミンもコストの安い製品に切り替えて摂取量を多くした。そして腰に負担をかけない生活を心掛けた。

２回目のギックリ腰は、半年後、風呂場で横向きに浴槽に入ろうとして、右足を大きく右横へ上げた（右腰を不自然に上げた）瞬間に発症した。

今回も電気ショック様の強い痛みとしびれが腰にきた。前回の経過を思い出し、腕の力で移動して風呂場前、階段の縦の格子に両手をかけ、体重を利用して下半身を前後左右に振り、５分間くらいその動作を続けた。すると、前回同様にギックリ腰は治った。以後ギックリ腰恐怖症に取りつかれ、2年間くらいは腰椎に対する曲げや捻じりの動作と重量物運搬を極力避けた。
その後6年が経過するが、ギックリ腰は発症していない。サプリメントのグルコサミンと3Aカルシウム剤が功を奏したと思われる。なぜなら58歳以後、腰を曲げるたびのガクガクという腰部関節の不快音が、2年目以後止まったからである。

〈留意点〉

○ギックリ腰は俗に〝腰が抜けた〟と表現されるように、初体験者には驚愕的な痛みとしびれをもたらす。これを自分で治療する記事を読んだ覚えはないが、咄嗟の判断で実行し、治癒した。結果から見て最も迅速、安価、苦痛の少ない治療法であった。

4．第5腰椎前方すべり症及び坐骨神経痛〔62歳頃〕

――医師は検査と牽引のみ。自己流治療法を考案、完治――

屋外倉庫へ絨毯を押し込んでいて、登っていた脚立が後ろに倒れ、私は1・5mの高さから直接地面へ大尻餅をついた。その時点では腰に痛みは感じなかったが、3日後、講演会場のいすに座った時、腰の後ろ側が痛んだ。立ち上がると痛みは消えるが、それ以来座ると必ず痛みが出た。洋式トイレに座り、排便に力むと痛みはさらに強くなった。走っても痛む。数日後の朝、上向きに寝て目覚めた時、腰の痛みが感じられ、さらに左側の臀部及び下肢の外側にしびれを感じた。このしびれは10分くらい歩くと治った。症状は日を追って重くなった。１ヵ月後、起床時に股関節が痛み、5分間くらいは歩くこともできない状態となった。医療書により、典型的な坐骨神経痛の症状と分かり、総合病院で外科医の診察を受けた。

〈医師の対応〉

レントゲン及びＭＲＩ検査の結果、第５腰椎の前方へのすべり症（２㎜程度の軽症）と診断された。そしてこの程度の症状では特に治療をすることもないので、無理せずにしばらく様子を見るよう指示され、外科医院の紹介状も貰った。私はそこへ通い、２週間くらい腰の牽引を受けた。しかし症状は改善されなかった。外科医はビタミンＢ12の服用を勧めたが、私は骨のゆがみに内服薬で対応することに疑問をもち、ビタミンＢ12は総合ビタミン剤ですでに摂取していたのでそれを断り、整体師（カイロプラクティクス）を訪れた（健康保険適用外）。

〈整体師の対応〉

坐骨神経痛の症状と、第５腰椎の前方すべり症を告げると、整体師は脊髄全体のゆがみの矯正を主眼にした治療法を行った。すなわち腰部への衝撃、脊髄の手技による矯正と腰部への高周波治療である。5日ごとに治療を受け、2ヵ月経過した時点で症状は3割方軽くなった。

この頃、スキー場の固い斜面上で右腰を強く打った。するとその数日後から、症状が再び逆戻りした。特に就寝時に上向きに寝た場合、朝の左足のしびれは、以前よりひどくなった。日を追うごとに症状が悪化し、不安がつのった。

〈自己対処法〉

寝ても座っても腰が痛み、下肢の外側がしびれ、身の置き所がない苦しい日々が続いた。起床時の股関節の痛みは治療法がないため絶望感を伴う。唯一の救いは10分間くらい歩くと症状が軽くなることであった。しかし、私は就寝中に症状が重くなることに重大な問題点があると見た（普通は軽くなる筈）。

私は整体の専門書を古本屋で購入し、調べた。その結果、第5腰椎の前方すべり症の場合、平らな布団の上に上向きに寝ると、尻の出っ張りのせいで、前方へのすべり面が就寝中前方への力を受け続ける（すべりを促進する力）ため、起床時にしびれや痛みが強くなることが分かった。

その後1ヵ月かかり、就寝時の背中、腰、尻の部分の高さをいろいろ変え、第5腰椎前方すべり症のすべり面が就寝中に治癒方向に力が働くようにテストを繰り返した。結論は、厚めの座布団2枚重ねを2列並べ、腰部（へその線）から上の上体を乗せ、尻から下の下半身は、1段低い位置で上向きに就寝することであった。この姿勢は第５腰椎付近の前方湾曲の自然な形を維持して就寝することになる。その結果、一晩中寝返りを打つこともなく、翌朝から痛みやしびれが感じられないほどの即効性があった。なお、いすに長時間座る場合には、ウエストポーチにタオルを入れて腰部（へその裏側）に当てがうと（前方湾曲の維持）痛みやしびれを防ぐことができることも分かった。

姉の坐骨神経痛も同じ方法で腰痛解消。この就寝方法をとってから1年経過後、痛みやしびれはほぼ１００％治癒し、３年後には走っても痛みは感じなくなり、寝姿によるしびれの再発傾向もなくなった。ただし前方へ腰を強く曲げる動作は症状がぶり返す恐れがあるので避けている。グルコサミンとカルシウムは服用。なお、自宅のいすには腰椎の前方湾曲を維持するための、膝で体重を受ける前傾いすを使用している。

〈参考資料、『専門医がやさしく教える腰痛』久野木順一著〉

〈留意点〉

①こうした素人が簡単にできる治療法を、専門医が勧めないのは問題である。最低限度のサプリメントの知識も医師には必須である。

②更年期以後の女性の多くは、ホルモンバランス変調に基づく骨の脱カルシウム現象と吸収率の低下、運動不足等の理由から骨粗しょう症の傾向があるが、その初期の症状は腰痛、坐骨神経痛が

多い（人体の構造上、第5腰椎付近の骨に力が集中するため）。この治療法は、栄養面ではカルシウム（吸収率に注意）、マグネシウム、ビタミンB12、ビタミンD等の摂取である。そして生活面では作業中、就寝時、座る時を通じて第5腰椎付近の前方湾曲を保持することである。これが最も即効性のある方法である。ただし、当人の腰椎故障状況に応じた対策が必要であろう。

③昔の農村の老婦人は皆腰がひどく曲がっていた。その原因は過酷な農作業と偏った食生活にあり、今ではそうした人の数は減少しているが、これは明らかに、日常生活を変えることで、健康状態も改善できることを示している。

④最近売り出されたベッドに、就寝中身体の各部にかかる圧力が平準化されるよう設計されたものがある。就寝中の脊髄が無理のない自然なカーブを保つことが目的。腰椎前方すべり症の治療の場合には、就寝中にすべり面に対しては、引力を利用してすべりと逆方向（治療する方向）の力が働くように、自然なカーブに加えて少し段差を大きめにする必要があろう。

⑤90歳を過ぎて他界した私の叔父は、若い時から胃腸が弱く痩せ型で、50歳頃、心臓障害で生死の境をさまよった。その時以来、数種類の漢方薬を摂取するようになり、晩年には毎日散歩も欠かさぬ健康体を取り戻し、常人より骨太と医者に言われていたという。しかし叔母は10年以上坐骨神経痛で悩んでいて、叔父の骨太の原因たる漢方薬を、その他界と同時に廃棄したと聞いた。そ

の漢方薬と姿勢療法で叔母は坐骨神経痛を治癒できた筈なのに、それに立ち向かう意志、知識、実行力を欠いていたためできなかった。

⑥友人の腰痛経験者の原因を見ると、Ｕ氏は草取り、Ｙ氏は運動会での準備運動の前屈動作（入院治療）、Ｈ氏は陸上競技の走り幅跳びの練習（一時期中学生日本記録保持者）とさまざまで、結局皆腰痛が起こるところまで無理を重ねてしまうようだ。未経験者は要注意。

⑦76歳の秋、出雲の古代を訪ねるバス旅の道中に、身体をほぐそうと斜め前屈体操を繰り返し、座席に座ると突如腰痛を発症。帰宅後Ｋ整形外科のＸ線検査で第４腰椎前方７㎜のすべり症が判明。飲み薬を処方され、完治には手術が必要との宣告。

過去数回の腰痛は、手術以外の手法で凌いできたので、別のＳ整形外科に相談して、牽引療法を実施、当初隔日、その後週２回から１回へ移行、１年で痛みはほぼ解消した。彫刻が趣味の友人は、座業が多く腰痛を発症。脊椎に６本のボルトを植えこむ手術を受けた。しかし私はそれを望まないので、腰痛治療体操のビデオを購入、毎日２年間継続したら、痛みはほとんど無くなり、83歳の現在、すべり症は残るも痛みなし。

⑧上向き姿勢で睡眠をとると、起きた時に腰痛を発症。対策として運転手用の反った背もたれを睡眠時腰部に敷き、腰のＳ字カーブを保つように、起床前１時間キープ。この手法で起床時の腰痛

は解消した。

5．左肩の激痛としびれ（血管、神経系の物理的故障）〔62歳〕
――精密検査前に、自己診断、自己治療――

脚立から転落し、腰椎の前方すべり症を発症したが、転落の際に左の肩甲骨付近を踏み台の角でしたたかに打った。当座は肩に痛みはなかったが、腰痛の治療用に重力式牽引器を購入し、毎日牽引を行っていて、その力を増すために左腕を左後方に上げて枠をつかみ、強く下方に引く動作を毎日10分間続けていた。

その結果、左肩後部が強く痛み出した。痛みの状況は複雑で、左肩甲骨下部を触ると痛みとしびれがあり、左腕全体も指先に至るまでだるさと冷たさ、しびれを感じた。さらにバイクに乗って、冷風が首に当たると、左肩全体の痛みが増した。そして3ヵ月後には、理髪台の背もたれに左肩が触れただけで痛みに飛び上がるほど症状は悪化した。

〈医師の対応〉

市が実施している定期健康診断の際に、診察した30代の内科医に右記の症状を訴え、その原因と治療方法を聞いたところ、一言の助言もなく、内科での精密検査を受けることを勧められた。

〈自己対処法〉

医療書によると、こうした症状の場合の疾患は血管系及び神経系が疑われ、その検査は血管造影剤の使用、さらに神経系統の心臓を含む総合的な検査が必要とあった。それは多くの費用と日程を要する。

私は、原因と思われる状況が単純で、症状が肩関節の故障と違い、打撲による腕への血流障害、あるいは神経線維の物理的故障ではないかと推定した。その場合には全身の総合検査以前に簡便な治療の手法があると思えた。最も可能性が高いのは、血管の要所にある逆流防止弁の故障（弁自体の逆方向へのまくれこみ）ではないかと推定した。そこで肩の故障が多いとされる太鼓打ちの練習場での健康体操（両腕の上げ下げ繰り返し運動）を実行してみた。

その結果、１日に２度の腕30回上げ下げ運動の実行２日目で、早くも痛みが８割方消えた。そして４日後には、かつての激しい痛みが完全に治癒していた（神経線維の復旧であったかもしれない）。当時、同窓会の席上で、かつて公務員であったＡ氏、医師のＴ氏共に50歳頃に１年近くも五十肩で苦しんでいて、突然原因不明のままに完全治癒したと話していた。私の推定ではいずれも血管の逆流防止弁の異常が元に戻って治癒したものと思われる（本人はウイルス説を主張）。

〈留意点〉

○これまでの医療書には心臓弁膜症以外に、五十肩と血管の逆流防止弁故障とを関連付けた記事を読んだ覚えはないが、五十肩の原因のかなりの部分は、これが原因ではないかと思われる。広く五十肩の治療に生かされることを望む。

6. 肩関節の腱（筋）を傷める（五十肩）〔50歳、69歳〕

――自己診断、自然治癒――

肩の関節は非常に複雑な構造をしており、年配者が力を入れて不自然な動きをした場合に故障が起こりやすい。ひとつの関節に対しては数本の筋肉が、腱によって引っ張られているが、腱は、あまり使用していなかった場合は弱くなっている。従って、そこに急激に大きな力を加えた場合、故障が起こりやすい。特に骨や、骨と腱との接着部分を傷めた場合、治癒するのに半年から1年くらいかかることも多い。五十肩の話は沢山聞かされていたので、状況から自己診断ができ、安静による自然治癒が可能であった。

〈自己対処法〉

●１回目の経験

日曜日ごとにゴルフバッグを右肩に担いで自転車に乗り、20分くらいかけてバッティングセンターに通った時期があった。３ヵ月経過した頃から右肩が痛み出し、右腕を水平以上に上げることが苦痛に感じられた。その後バイクに切り替え、右腕の安静を心掛けたが、その痛みは治癒するのに約１年かかった。重いゴルフバッグが背中からずり落ちないように、不自然に肩に力を入れていたことが原因であった。

●２回目の経験

業務上の接客のため、毎日短時間の間に何度もスーツを脱着する時期があった。左の袖に腕を通し、次に右の袖に腕を通しながらその腕を右後方に高く上げて回転運動をするのが癖になっていた。ある日突然右肩が不快な痛みに強くうずき、腕が水平より上に上がらなくなった。痛みの原因がはっきりしていたので、腕の安静を心掛けて、約１年半で治癒した。

●３回目の経験

肩関節の痛み［五十肩、69歳］。５月のある朝突然右肩が痛み、水平から上及び前方から右45度以上の開きが出来なくなった。その原因は心当たりがない。車のハンドル操作や水泳の平泳ぎも痛みで満足に出来ない。

〈医師の対応〉

外科医院でのX線検査で骨に異常は見られない。じん帯、筋肉の損傷や関節内コブの生成など想定されるが、一応五十肩との診断結果がでたが、即効性の治療法はないとのこと。

〈自己対処法〉

1週間は用心してなるべく右肩を動かさぬようにしたが、痛みはかえって増してきた。トレーニング場講師の助言により、無負荷での右肩の運動（回転、上下、左右、）各20回、1日3回を実行したところ、3日目で症状が少し改善し、1年で9割がた回復。全治には2年かかった。また上記発症の1年後に今度は左肩が同様に痛み出し、即日同様の無負荷運動を行ったところ、6ヵ月で完治した。

〈留意点〉

原因不明の五十肩で静止時に痛みがない場合、早期の無負荷運動が治療に有効と思われる。

７．妊娠時に手が腫れあがり、痛みとしびれ〔妻26歳及び28歳〕
――医師は原因、対策不明。自己判断の治療器購入で完治――

私の妻が長男を身ごもって半年後、両手のひらが赤くなり、腫れあがった。痛みとしびれも伴い、夜眠れないほどになった。

〈医師の対応〉

堺市内の２、３の病院で診察を受けたが、病名、治療法共に不明とのことで、何の処置も受けられず。

〈自己対処法〉

妻に過去の心当たりを聞くと、小学生の頃外で遊ぶ時にはよく妹を背負っていた。そして20歳を過ぎても時々胸が苦しくなることがあったと言う。私は20歳時の無理な重量挙げによる胸椎圧迫での息が詰まる経験から推定して、妻の胸椎には子供の時の圧迫の後遺症があると考えた（整体書では第３胸椎が該当）。さらに義兄の交通事故によるむち打ち症の直後、手に衣服が触れただけで激しい痛みを感じ、それは首の牽引によって直ちに消えた話を思い出した。

これらを併せ考えると、妻の症状は胸椎の圧迫に伴う上肢神経障害と思われ、その治療には体重を利用した首の牽引が有効であると思った。早速、大阪市内の上根精機KKから、厚生省許認可の「ぶら下がり牽引器」を購入して試したところ、目の前で妻の手の痛みが引いた（この頃タンスの間にスキー板を渡し、自己流に紐で首を牽引した頚部動脈圧迫の死亡事故が発生していたので、私は慎重に頚部の当たり具合を調べた）。

２年後、二男の妊娠の時にも同じ症状が前回より激しく出たので、同じ牽引器を使用したところ、痛みは直ちに引いた。それ以来妻は定期的に牽引器でぶら下がりを繰り返し、以後そうした症状は出なくなった（上根精機は、私の牽引器購入２年後にその発売を停止）。

〈留意点〉

①交通事故でむち打ち症患者が救急病院に運ばれた場合、上肢が下着に触れただけで激痛を発することがある。その際、看護師は首の牽引で症状を直ちに軽減できることを知っているが、当直の外科医がそれを知らないことがある（大阪市内Ｙ病院）。

②外科医も整体師、整骨師のもつ基本的な知識は身につけておくべきと思われる。

８．関節等の故障〔20～40歳〕
——原因明確で、自己療法——

手足の関節の故障は原因が明確なため、冷静になれば自己治療ができる。

〈小指関節の脱臼〉

私は40歳頃、濡れて傾斜した溝蓋上を歩き、滑って倒れ、右小指が蓋の隙間に挟まり、外側へくの字形に根本から45度の角度に曲った。その時、突き指の処置を思い出し、咄嗟に小指を強く引いた。するとコキッと音がして、小指は元の位置に戻り、そのままで治癒した。

〈足首の捻挫〉

足首の捻挫はスキーで数回、仕事中に穴に落ち込んで１回経験した。特に穴に落ちた時はくるぶしが大きく腫れ上がり、靴が履けないほどだった。しかし何れの場合も病院に行かず、２ヵ月くらいで自然に治癒した。

９．こむらがえり〔42歳〕

――不注意による。後遺症３年間――

42歳の時、近所の土手に飛び上がろうとして粘土で右足をすべらした瞬間、ふくらはぎが激しく痛んだ。触れてみると筋肉が硬くなっている。10分間ほど揉み続けたが治らない。その後１週間くらい歩行に不自由し、ふくらはぎの痛みは６ヵ月くらい続いた。

１年２ヵ月後の社内運動会でグラウンドを走り、１００ｍ地点で再び右足のふくらはぎに、こむらがえりが起こった。さらにその翌年の夏の夜、足を露出して睡眠中に夜の冷気に冷やされて、また右足のふくらはぎにこむらがえりが起こった。以後３年間は用心のため水泳を避けた。

〈留意点〉

○こむらがえりは、急に力を入れたり、長時間の登山、水泳中に起こりやすい。水泳中に起こった場合、その急激な痛みにあわて、他人を巻き込んだ事故を招きやすい。発症者は上向きに浮き、救助者はしがみつかれないように棒などを使って岸まで引いてくること。

10．指に多い怪我（事例多数）
――指の切断要注意。重要な咄嗟の判断――

私はこれまで大きな怪我はしていない。しかし職場を振り返ると、機器の爆発や交通事故で数名の尊い命を失っている。このため安全確保には構造上の安全基準や取り扱い基準を作り、交通事故にはヒヤリハット運動の推進でその予防に努めた。

〈私の大怪我寸前の経験〉

直径20㎝の厚い鉄板に、直径15㎜の丸穴をボール盤で開けていた時、ドリルが鉄板に食い込んで折れ、鉄板を固定する力が不十分だったため、重い鉄の円盤が折れたドリルをつけたまま回転して、水平に10ｍくらい飛び去った。幸い私の身体と反対方向へ飛んだために怪我人は出なかった。もしその円盤が私の身体に当たっていたら、シャツ１枚の私の腹部は無残に切り裂かれていただろう。

〈咄嗟の判断で指が助かる〉

①友人Ｔ氏は、20歳代に自動車整備中、誤って左手の中指を刃物で骨まで切った。彼は咄嗟の判断ですぐに離れかけた指を自分で元の位置に戻し、そのまま固定して病院へ行き手当てを受けた。切った直後に傷口を合わせたので無事接合治癒した。

②妻の妹は、子供の頃、家で誤ってナタで自分の左手の指先を1本切り落とした。傍にいた父親が直ちに切れた指を拾って接合し、固く縛った。この応急処置が幸いし、指は少しずれたが無事に接合した。

〈指の切断事故〉

①同僚が京都の繊維工場で出張仕事をしていた。エンボス（布の型押し機）用の2個の回転ローラーが布をくわえ込む直前、その埃を払うつもりで手袋をはめた手でサッとローラーに手を走らせた瞬間、手袋ごと鉄のローラーに巻き込まれて右指を潰された。

②中学、高校の同窓生M氏は、機械工場へ就職して間もなく、夢中でせん断機械を操作していた時、瞬時のミスで右指4本を切断された。しかし、その後毎年送られてきた左手書きの年賀状の文字は私よりもはるかに達筆であった。

③かつて業務上懇意にしていた大阪市内の機械加工工場の社長が、ある日右手に大きな包帯を巻いていた。聞けば3日前、工場の旋盤を操作していて、回転切削中の鉄の材料に手袋が引っ掛かり、右手を手袋ごと向こう側へ引きずり込まれた。咄嗟の判断で右腕を力任せに手前に引き、右親指を引きちぎり、腕は助かったものの4本の指は潰されたという。社長は白い包帯を解き、銀の針金を通した腫れ上った4本の指を見せて言った。「旋盤を使う時の手袋使用厳禁を承知のうえで

やってしまった。基本原則は大事なことだ」。

〈留意点〉

○身体の一部が切れた場合、清潔な状態のまま直ちに元の位置に戻すと、再び接合する可能性は高いようだ。これを前提にした応急処置が予後の状態に大きな影響を持つ。手や足の切断などの大きな怪我に対して力を発揮しているのは、奈良県立医科大学病院（奈良県橿原市）。切れた部分を清潔かつ低温に保って、大至急治療を受けるのが良いとされている。

11. 足指の骨折〔66歳〕

――１ヵ月後の外科受診が完治の遅れ――

草を刈るため、高さ１・５ｍのフェンスから隣接地へ飛び降りた瞬間、左の足、左端から３㎝の部位に痛みを感じた。腫れは３日でひいたので、過去の捻挫同様自然回復を期待し放置した。しかし１ヵ月後も歩くたびに痛みを感じるので、外科で受診、Ｘ線検査をしたところ、左足小指の第２関節上部の骨折が判明。

〈医師の対応〉

このまま放置すると折れた骨は元に戻らないとの医師の宣告、手術で骨を固定して早期治療を目指すか、3ヵ月間靴型ギブスを履く治療法が提示され、後者を選択した。通院はバイクで可能であったが、ギブスのままでの屋外歩行は出来なかった。

〈留意点〉

骨折は早期に接合手段を講じるのが原則で、この場合、骨折直後にギブスを履けば、治療期間は短縮できた筈だったと悔やまれる。

12．脊椎管狭窄症で歩行に支障〔義兄80歳〕

――骨密度低下も作用、歩行訓練が肝要――

義兄は40年以上鉄工所勤務の実績があり、筋骨はかつて人並み以上、魚や海草類の多い食習慣をもっていた。65歳退職以後、運動量が大幅に減少し、70歳頃骨粗しょう症と診断された。その影響と思われるが歩行が著しく遅くなり、飼い犬の昇天後は屋内歩行も辛うじて可能との状態で、脊椎管狭窄症と診断された。

以後83歳まで、歩行の自己訓練をしなかった結果、自力でトイレにも行けずに寝たきり状態、更に誤飲性肺炎を再三発病し、結局胃瘻手術を受けて寝たきり状態で養護施設入所となった。高齢者には、自己管理が欠かせないものと痛感した。

〈医師の対応〉

当初は高齢のため、進行を遅らせることを主眼に、リハビリテーションを勧める。

しかし、親族同意の胃瘻手術後はリハビリもままならず、再三の肺炎で2年後に他界。

〈留意点〉

症状として強い痛みはないので、毎日少しでも多く歩行を実践して、筋肉を強化し、血液循環を促進させることが肝要。しかし実践の意欲が本人に乏しく、改善は進まない。旅行で知り合った76歳のW夫人は、脊椎管狭窄症を手術によってほぼ完全に克服し、元気に旅行を継続しているので、条件が良ければ完治も可能であることを知った。

13．左腕尺骨の骨折〔長姉78歳〕
――糖分多食と運動不足は体を傷める――

部屋を掃除中、視力が十分でないため、足元の小物につまずき、倒れるのを左腕で防ごうとした。その瞬間尺骨を骨折した。一般に高年齢の女性は生理の関係もあり、骨密度の低下が起こり易いが、長姉は骨に良くない甘い物が好物でよく間食したのも一因であろう。

〈留意点〉

○間食に糖分を多く摂ると、骨からカルシウムが減少し、骨折、虫歯、末梢神経や血管の老化が進むとされているので、控えめがお勧め。(長姉の体重増加、緑内障、糖尿病はその影響か)。

○日常の運動により、骨にストレスを与え、その弱体化を防ぐ必要がある。

○総合ビタミン、総合ミネラル、カルシウム、マグネシウム、グルコサミン、コンドロイチン等はサプリメントで補う事がお勧め。

14．下肢脛骨複雑骨折　〔義弟57歳〕

――建設工事現場は安全第一に――

義弟は道路関連工事現場で数十年間無欠勤の、真面目で責任感の強い技術者だが、大型機材のトラックへの積み込み作業の際、時間の制約もあって、高所からトラックの荷台へ跳んだ。しかし運悪く、足元の機材が少し動き、片足下部脛骨が複雑骨折し、３ヵ月のギブス治療等を余儀なくされた。

〈留意点〉

安全第一は全ての工事現場での合言葉だが、一瞬のスキが惨事を招く。

15．打ち身、圧迫内出血から血腫、リンパ液腫　〔68歳、72歳〕

――プロテクター着用の勧め、骨皮部位――

毎年冬季数日間は同好の数名の友人と信州、蔵王、ニセコなどへスキーに行く。時によって急峻なアイスバーンに出くわす事がある。危険を感じたらとっさに左へ身をかわす癖があり、左大腿骨側面の肉の薄い部分を何度も強打した。こうして過去2回、その部分に直径7センチ程度円形に血腫を生じたことがある。1週間経過後もブョブョとした腫れはひかないので外科医院で血腫を吸引治療してもらった。アイスバーンはコンクリート並みの硬さがある。

骨が皮膚に接する膝頭も障害をうけた。筋力トレーニングの際、床に不用意に何度も膝をついた結果、畳に膝をついただけで、神経がピリッと感電したような衝撃をうけるようになった。神経線維を傷めたらしい。

約2年間膝の圧迫を避けていたら、自然に治癒した。

また肘も骨が皮膚に接していて、体側の筋力アップのために左肘を長時間床に押し付ける動作を何度も繰り返した結果、左肘に縦7㎝、横5㎝位のリンパ浮腫ができた。

この場合は肘のリンパ管を押し潰したための腫れと思われる。

外科の医師は2週間の炎症治療用内服薬服用を処方したが、腫れは変化しなかったので、溜ったリンパ液を約10 cc吸引してもらった結果、腫れは半減し、その後徐々に縮小していった。

〈留意点〉

骨部が外皮に接し、肉の薄い部分はスポーツをする時には、プロテクターの必要性を痛感した。多くの場合スポーツ用品店で購入可能。

また、日常行動で、骨が皮膚に直接接する部分は打撲や強圧の負荷をかけないように、器官の老化が始まる高齢者は特に注意すべきだ。

16．階段を踏み外し、肩、肋骨骨折と気管穿孔による全治３ヵ月の重症〔妻74歳〕

妻は買い物途上、平滑な地面で前のめりに転倒。１ヵ月後、駐車場の車止めに足をとられて前のめりに転倒。その３ヵ月後、コンクリート製の階段を降る時、ハイヒールのかかとを階段に引っ掛けて前のめりに転落。受身が不十分で打ち所が悪く、肩甲骨骨折、肋骨３本Ｖ字状骨折、気管穿孔の重傷を負った。

〈医師の対応〉

治療には、肩甲骨治療退院後、転院して気管穿孔部の縫合手術を受け、３ヵ月を要した。

この間、医師から厳重注意されたのは、気管孔からの雑菌進入による治療の難しい肺炎を起こさないような生活を送る事だった。幸いにもそれは免れた。

〈留意点〉

原因は大腿直筋（太もも前部）の筋力低下による摺り足歩行にあり、日常の歩行のみでは大腿直筋の筋力低下は避けられず、私の場合、毎日40分のウオーキングの他に週2回、2年間各20分のエアロクライム(階段登り)運動、体幹筋力56歳判定を受けても、筋力低下を来している。その改善には、エアロバイク(自転車漕ぎ)高負荷運動が必要と思われ、摺り足改善を目指して実行を始めた。

尚、登山経験のある高齢者が、尾根歩き中に転落する事故があるが、主な原因は大腿直筋の想定外の衰えで摺り足歩行となった結果と思われる。

17. 足指のシビれと痛み〔高齢者〕

運動量の少ない老人には、血行不良による足指のシビれ、痛みが生じ易い。治療法は、歩行及び入浴と、朝夕のマッサージ、しもやけ用ローションの塗布、日常生活では、足指が冷えない工夫をする。

アリナミンEX等、活性持続型ビタミンB群のサプリメント服用は有効。83頁⑤の事例参照。

第２章　ガン、内臓疾患等への対応

１．小腸詰まりで激痛〔61歳〕
——医師は激痛を無視、自宅で様子見を勧めた。私は抗議、自己療法で治療——

市販の固形栄養補助食品10数粒を少量の水で飲んだ直後、午後11時頃就寝した。明け方うつぶせに寝ていて、腹部中央の激しい痛みに目が覚めた。痛みの部位と状況は普段と違っていた。私は盲腸炎、腹膜炎、腸閉塞を恐れた。これらは手遅れの場合、命に関わることもあるからだ。痛みで朝食も摂れず、すぐ大和郡山市内の総合病院へ診察を受けに行った。

〈医師の対応〉

病院では痛みを抱えたまま2時間待ってX線検査等を受け、さらに2時間身をよじって痛みを我慢しながら待ち、ようやく内科医の診察を受けた。医師は私の食べたものを問うこともなく、X線フィルムの2ヵ所の影を見て、「これは食物の影で他に異常はないから帰って自宅で様子を見てください」と言った。しかし私の腹の痛みはその時一層強くなり、いすにジッと座ることもできないことを訴えると、「それでは入院検査をするから、その手続きに受付へ行ってください」との返事。

〈自己対処法〉

受付で待つ間、私は苦し紛れに（空腹もあって）売店で牛乳２００㎖を飲んだ。入院手続きを済ませて20分後、病室のベッドに横たわった時、痛みは9割方消えていた。盲腸炎、腹膜炎、腸閉塞などの懸念が杞憂であったことに安堵した。同時に腹の痛みの原因が、前日深夜に少量の水で飲んだ、固形栄養補助食品が小腸に詰まったことで、それが牛乳で流れたことを直感した。病院ではこの後1週間にわたって断食、点滴、胃カメラ、エコー検査、ＣＴ検査、大腸のファイバースコープ検査と続けられ、結果は皆異常なしと出た。

〈留意点〉

①この場合、医師は私の激痛という症状に関心を持たず、ただX線検査等だけで帰るように言った。もしこれが盲腸炎、腹膜炎、腸閉塞等時間を争う病気であったなら命に関わる問題だ。先日のテレビでも、母親が子供の異常を医師に訴えたのに、同じような扱いを受けたため幼児が命を落と

したことが放映された。従ってこうした状況に直面した時、他人の協力を求めて強い意思で正当な処置を要望していく必要がある。

②素人でも常識的に簡単に治せる治療法がある場合は、医師はそれを患者に伝えて、無駄で高価な検査は省くべきである。私が39歳頃、胃酸過多の傾向で京都の内科医の診察を受けた時、彼は私の夕食の時間を聞いて、寝る直前の夕食の習慣を２時間繰り上げるだけで治るとその実行を促した。私はそれを実行するだけで胃酸過多が完全に治った経験がある。また、高齢者が冷水を飲むと胃の動きが止まる事実も留意すべきだ。

２.　内視鏡検査で動脈損傷、内臓へ大出血、危篤に〔義母60歳〕
――当直医が危篤表明。妻の厳重抗議で命拾い――

昭和45年頃、60歳の義母がすい臓の内視鏡検査を大阪市内のＯ病院で受けることになった。当時、大腿部大動脈からの内視鏡検査は特殊技術で、東京から特別の医師が派遣されてきた。内視鏡検査は午後すぐに行われ、私たちが見舞いに行った３時頃、血圧が急激に下がり、65㎜／Hgくらい。顔面蒼白、激しい頭痛と吐き気、手足の一部硬直も見られた。義母は薄れゆく意識のもと、内視鏡検査時の痛みの激しさ（カンナをかけられたような感覚）と現在のつらい状態を訴え、死なせて解放してほしいと、妻に懇願した。

〈医師の対応〉

妻はすぐナースセンターに連絡したが、特別の対応処置はとられなかった。見舞いに行った10数名の親族は、昨日まで元気であった義母のあまりの変わりように、なすすべを知らなかった（翌日の判定では、内視鏡検査の際に、内視鏡が内臓部の動脈を突き破り、大量の血液が腹腔内へ流失し、血圧が大幅に低下した）。取りあえずその夜は、長女である妻が付き添うことにした。その夜、若い当直医が、カルテがないので理由は分からないが、ともかく危篤だから親族を呼び寄せるようにと妻に告げた。

〈自己対処法〉

妻は驚愕した。「午前中までほぼ健康体の母が、内視鏡検査直後に危篤だなどとんでもないこと。すぐ救命処置をとってください」と大声で抗議した。同室の入院患者も騒ぎ出した。その後看護婦長の機転もあって緊急輸血が行われ、それによって血圧低下傾向が止まり、かろうじて一命を取り留めた。義母の身体にはその後長い間多数の皮下出血のアザが残った。幸い義母はその後20年以上生活できた。もし事故当日、妻が当直医の言葉に従っていたら、義母はその時落命していただろう。

〈留意点〉

○下肢の大動脈から、当時まだ一般的ではなかった内視鏡を挿入して、直後に血圧が大幅に低下すれば、内部出血を疑って緊急処置をすることは、素人にも判断できることなのに、昼と夜の２人の医師は妻が抗議するまでその処置をせず、カルテも見ずに危篤を宣言するなど、世間では考えられない異常事態だ。こうした事例は他にも考えられるので、私たちも十分な監視が必要だ。

3. 肝臓ガン手術当日に死亡〔義兄65歳〕
――前日まで階段を10階まで上り下り――

義兄Ｎ（長姉の夫）は63歳頃に肝臓ガンの診断を受けた。しかし自覚症状もなく、趣味の教室や家庭菜園作りなどで、元気に生活をしていた。65歳の時血液検査の結果が異常値を示したので、即入院となった。入院中も体力は人並み以上で、運動不足にならぬよう自発的に、Ｈ医科大付属病院の階段を10階まで上り下りしていた。再度の検査で肝臓ガンはかなり進行しているとの診断。

〈医師の対応〉

肝臓のガン部分切除の手術直後、集中治療室において危篤状態となり、その日のうちに死亡した。

親族一同、あまりに突然の出来事に呆然とした。医師の説明では、肝臓ガンが中心部に存在する場合は、手術の時に避けられない多量出血の危険が伴うものだという。手術後の集中治療室での義兄の身体には多数の皮下出血状のアザが見られ、脈拍数も１２０以上だった。

〈自己対処法〉

それにしてもこのような異常事態に対して、私たちはどう対処してよいか分からない。聞くところによると、医科大学付属病院の役割には、医学の進歩のための新しい研究や教育が占めるウエイトが大きいという。当日の手術の執刀医は30歳代と見受けられたが、もし他の医師の手術を受けていたら、あるいは命は助かったかもしれないと思うと、まことに複雑かつ残念な思いがする。

〈留意点〉

○かつての職場の同僚で、ほぼ同年輩、同じ業務に従事してきたA・K氏（腰椎も侵された）、W氏（前年から通勤が辛いとこぼす）、A・I氏（肥満体で肝臓は3年前から傷めていた）、I氏（高年時にも業務上、飲酒の機会が多かった）と高校の同窓生M氏（2年遡って胃ガン手術を受けていた）の5人は若い時から酒、タバコとマージャンを好んでいたが、残念なことにいずれも肝臓ガンで52～60歳の時に他界した。気の毒なことだが、もし若い時から節酒、禁煙などの健康管理をしていたら、さらに10年以上の長生きはできたのではないかと思う。

４．肝臓ガンとの長期共存〔知人60歳前後より〕
――医師に任せず、自宅でマイペース療法――

〈K氏の場合〉

日ごろ、テニスなどに親しみ、音楽鑑賞にも足を運んでいたK氏は、65歳頃に10円玉大の肝臓ガンが見つかり、奈良市内の病院へ入院し、抗ガン剤投与、放射線照射などの治療を受けていた。しかし1年後には、脱毛、食欲減退、体力の低下などで歩行もままならなくなり、先行き生命の危険を感じたため、奥さんと相談して病院へ申し出、自宅療養に切り替えることにした。その当初は歩行も不自由なほど体力が落ちていたが、自宅では体力の温存を主眼におき、抗ガン剤中止、定期的放射線治療を通院で受けることにした。

その結果1年経過後には元気を取り戻し、体重も増え、水泳やテニスもできるようになり、肝臓ガンの大きさも以前のままで進行が止まっている。外見も退院直後の弱々しい感じから、日に焼けたたくましい感じにすっかり変わった。

K氏が肝臓ガンの治療に成功し、テニスで日焼けした元気な姿を見せてから7年後、肺ガンを発症して手術を受けた。その2年後に亡くなる。しかし手術以前、入院で衰弱し、歩行困難な状態から、自宅療養に切換え、定期放射線照射方式に変更した後、7年間健康的な生活ができたことは、注目に値する。運動には免疫向上の効果がある実証例であろう。抗ガン剤投与も体質によっては有害無益。

〈O氏の場合〉

O氏は飲酒が好きで、50歳代半ばから肝臓を傷めたため、顔色も悪く、体力も低下していたが、青汁を中心にした治療に専念した結果、15年経過後の現在も自宅で生活している。悪性のものではなかったかもしれないが、他人にも希望を与える実例だ。

5．薬害で肝臓を傷め、幻覚症状、食道静脈瘤破裂〔義母72歳頃〕

——6種類の薬を処方された結果、幻覚で精神科病棟送りに。2度目の静脈瘤破裂で他界——

義母Sは腹痛の持病があり、前記のようにすい臓の内視鏡検査を受けたが、原因は不明であった。近くの医院では長年にわたって6種類の薬を与えられ、服用していた。

〈医師の対応〉

その後、精密検査のため大阪市内Ｋ病院へ入院した。環境の激変で不眠を訴えたところ、睡眠剤を与えられ、服用した。その直後に幻覚症状が現れた。病院では本人をすぐに精神科病棟へ移した。

〈自己対処法〉

私はそれを聞いて放置できなかった。当時の朝日新聞の精神病院への患者送り込み商法を批判するキャンペーンを思い出したからだ。私は直ちにＫ病院の精神科病棟へ行き、担当の医師（30歳代に見受けられた）に面会した。そして義母の不眠の原因が生活の激変（日ごろは狭い家で６人の子供を働きながら育て、急に白い病室で寝たきりの生活へ）にあると思い、私は抗議した。

「幻覚を生ずる睡眠薬の与え方は不当であり、精神科病棟へ移されたことは納得できない。元の内科病棟へ戻してください！」

精神科の医師は言った。

「私は医師で専門家です。医学的処置は当方にお任せください！」

医師が私の申し出に耳を貸さず、高圧的な態度に出たので、私は奥の手を使った。

「私の叔父はかつて朝日新聞社の新聞記者をしていたので、私の主張を無視するなら、しかるべき手を打たせてもらいます！」

私はそう言い残して精神科病棟を出た。２日後、義母は内科病棟へ戻された。叔父は朝日新聞社を退職して20年以上経過していたのだが。

〈医師の対応〉

内科病棟での精密検査では、悪い病気は見つからなかったが、肝臓がかなり傷んでいると言われた。

〈自己対処法〉

家族は今後の対応を相談した。義母は風邪もひかない丈夫な身体で、肝臓が傷んだ原因は毎日たくさん飲む薬だと皆が疑った。そこで奈良市内のＮ外科病院の医師（私の疾病の治療医）の指導で、今までの６種類の薬の内容を調べビタミン剤以外、その服用を止めて私宅で静養させた。すると数ヵ月で体調も良くなり、幻覚も起こらなかった。

〈留意点〉

①普通の老人は身体のどこかに調子の悪いところがある。医院はそれに対し多くの飲み薬を処方したりする。しかし多量の薬の服用によって肝臓を傷め、血圧が上がり、その結果食道に静脈瘤ができ、出血することがあるように思える。

②義母はその後10年以上普通の生活を続けていたが、食道静脈瘤が破裂して出血し、翌年の２回目

の大出血で他界した。

③Ｋ氏（二姉の夫）は若い頃から焼酎を好み、肝臓を痛め、65歳を過ぎてから食道静脈瘤破裂で大出血した。しかし、市立総合医療センターでの適切な処置（内視鏡手術）によって救われ、以後10年近く普通の生活に戻っている。

６．ＣＴ検査で肺ガンの疑い、再検査２回目へ〔64歳〕
――病人は作られるのか？　精密検査の功罪――

私は小学校６年生時の初めての胸部Ｘ線検査の時、右肺尖部に石灰化沈着の痕跡の存在を指摘された。しかしそれによる発病の経験はない。62歳時、市の定期健康診断のＸ線検査結果に異常は見られなかったが、高齢者結核の存在を指摘された。そこで64歳の定期健康診断の際、用心のため有料で胸部精密ＣＴ検査を受けることにした。

〈医師の対応〉

ＣＴ検査の結果、右肺中央部に５㎜以下の小さな影が認められ、肺ガンの疑いありとされ、３ヵ月後の再検査となった。この時、検査結果を判定した医師は、肺ガンの疑いのある部分の説明や状態など、私が質問するまでひと言の説明もなかった。次の検査で、3ヵ月間の変化はなかったが、ガンの疑いはなお晴れず、さらに6ヵ月後の再々検査を言い渡された。

今回担当の医師は、自ら1年後の再々検査では遅いことの理由を積極的に話してくれた。影が現状のままで推移すれば、穿刺細胞診は必要ないという。肺ガンの疑いは衝撃だった。肺ガンは難病と聞いており、実際妻の叔父T氏、知人F氏、会社の先輩T氏などが近年肺ガンで他界しており、いずれも入院直前まで外見は健康そうに見えていたが、手術直後から病状が急速に悪化したからである。

〈自己対処法〉

私は『ガンを治す大事典』等の本を読んだ。すると多くの高齢者はガンの種を持っていても、その増殖速度は比較的遅い。また、ガン細胞に対する抵抗力に個人差があり、食物や生活習慣でもかなり変わるという。そこで私は6ヵ月間、ガン征圧に有効とされるメシマコブ4錠（韓国では医薬品として認可）、ビタミンC2錠、ウコンひと匙を従来のビタミン、ミネラル類に加えて毎日摂取。さらに身体の生理的活性を維持し、血圧を下げるために、週2回の2時間筋力トレーニングは従来通り続けることとした。

〈留意点〉

①私の知る限りごく初期の場合を除いて、ガンの手術をした場合、その１、２年後に死亡するケースが多く、ガンは手術によって急速に転移、拡大する場合が多いように思われる。皮膚ガンの場合の不用意なメスの入れ方で拡大したり、抗ガン剤が患者の免疫力を低下させる場合もあると聞く。これは患者の命に関わる極めて重大な事実であるにもかかわらず、外科医に相談してもほとんど無視される。自己防衛が必要だ。

②右記の理由から、もし６ヵ月検査で肺ガンと診断された場合、穿刺細胞診を避け、陽子線等の放射線治療（高価であるが転移の恐れがなく、治癒率が高い）を受ける心積もりをしている。従って私は恐怖心を持っていない（検査結果は変化なし）。

③アメリカ医学界のデータでは、肺ガン検診を受けた人々と、受けなかった人々との死亡率の有意差は認められなかったという。これは患部への外科的処置（外科医は強行傾向）が悪い影響を与えることもある事実を示すと思われる。高齢者の過度の肺ガン検診は考えものだ。

④６ヵ月目ＣＴ検査後、１年目ＣＴ検査を受け、３人目の医師の判定で肺ガンの疑いは晴れた。しかしある医学データを見て衝撃を受けた。〈１㎝以下の肺ガンとして摘出された数十人の組織の病理検査結果は、悪性腫瘍の比率はほぼ50％だった〉　医療費の無駄使いと負担の掛かる手術を

減少させる手法が強く望まれ、下記の手法を推奨する。

（イ）アミノインデックス法（味の素社開発）

血液中の20種類のアミノ酸成分を円グラフ表示し、その形状から6種類の部位別ガンを確率でA、B、Cランクを付けて判定する。初期ガンの発見に有効と思える。現行の腫瘍マーカーはPSA値以外、重症化しないと顕在化しない。費用約2万5千円。

妻も市のドックCT検査で、私と同様の判定を受け、1年後の再検査の結果穿刺細胞診を勧められた。しかし近所のS氏が、穿刺細胞診で肺炎を発症、死亡したためにそれを避け、アミノインデックス法の検査を私と同時に受けた。結果は2人ともAランク判定（A、B、Cランクの最良判定）だったので、以後はX線検査で異常を指摘されるまで、CT検査は受けないこととして現在に至っている。尚、妻のCT画像を、S病院の肺専門医に判定して頂いたところ、その影は肺ガンではないとの判定。こうして私達2人は、過度の放射線照射を避けることができた。以後は毎年のX線検査のみ行い、CT検査による多量の放射線被曝を避けている。尚、現在では血液検査で初期ガンを発見できる他の手法も試用され始めた。なお、前立腺治療、転院先、心臓病の毎年CT検査は拒否。

（ロ）CT＋PET併用検査

ＣＴ検査での疑わしい部分に対して、ガン組織にブドウ糖が集まる性質を利用して、ガンの有無をＰＥＴ検査法で判定する。費用約10万円。
ガンが発見された場合、身体への負担の少ない重粒子（炭素粒子）、陽子の放射線治療を行う。費用約３００万円。
（ハ）最近の早期ガン発見手法。実用化開発中。放射線被曝のない、安価な検査法。
＊血液１滴で13種のガンを早期発見。東京医科大学、落合教授。
＊Ｐ53抗体検査法。乳ガン、大腸ガン、食道ガン（厚生労働省認可、保険適用）
＊線虫を使い、尿検査で15種のガンを高効率で検出（(株）ＨＩＲＯＴＳＵバイオサイエンス）

7．胆のうポリープ生成〔56歳〕
――腹部エコー検査で判明。９年間変化なし――

定期健康診断の時に胆のうポリープが見つかったが、大きさ５㎜程度で自覚症状はない。

〈医師の対応〉

ポリープの大きさが10㎜以上に大きくなったら、ガン化の懸念から、切除する方が良いとの忠告を受けた。

〈自己対処法〉

高コレステロール対策の成果か、９年後のエコー検査で大きさは変わらず。将来も切除なしに済ませたい。

古代大和

平成６年８月

第　　8　　号

中山大塚古墳

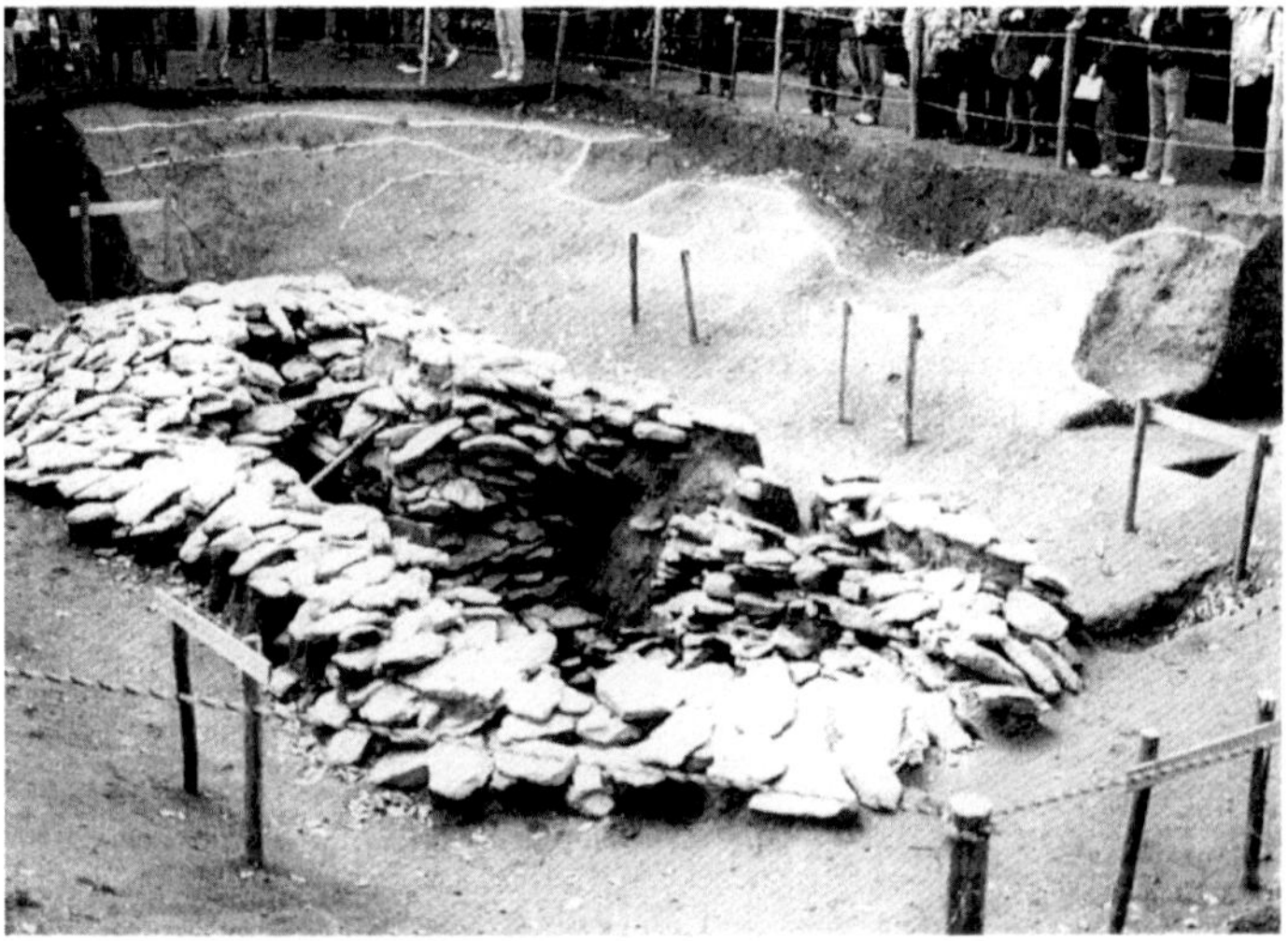

古代大和を考える会（1989～2000年）

（邪馬台国等を探求する桜井市内の会）

2021年に自説『古墳時代の倭王政権を推理』を出版

8．不整脈、高血圧の克服〔60～83歳〕

——特定保健用食品試用、各種健康法試行で改善——

60歳の健康診断の際、ベッドに寝て心電図をとり、標記の診断を受けた。軽度で自覚症状もないので普通の生活を続けていた。

〈医師の対応〉

62歳の定期健康診断で再度心臓の右脚ブロック、不整脈が告げられ、負荷検査と長時間検査とを勧められて受けた。しかし歩行器での負荷検査と、日常生活のままの24時間連続検査データ共に特に異常はなかった。つまり、ベッド上で安静にしている時にかえって不整脈が出やすいということになる。私にとっては過度の安静は身体に良くないようだ。

〈自己対処法〉

60歳まで行っていた週2回の3・5㎞ジョギングは止めることにした。冬場、寒気の中をいきなりの登り坂道１００m付近で胸が苦しくなるのが常だった。これは心臓にかなり無理をさせていると思ったからだ。

72歳時に不整脈がやや頻繁に発症するようになり、血圧も収縮期１４５㎜、拡張期95㎜程度で軽度高血圧の範囲に入り、医師の診察を勧められた。医師に相談した人の話を聞くと、即座に血圧降下剤の服用を処方されたと言う。以前友人の奥さんが血圧降下剤の服用が原因で亡くなられたのでそれを避け、まず自己の体質改善を図ることとした。

○過去１年間、血圧を下げる為の特定保健用食品を４種類について、各２ヵ月以上試用してみた。

（アミールエス、ペプチドエース粒タイプ、クコ茶、わかめペプチドゼリー）

結果はいずれも飲用開始２週間目頃に、血圧は収縮期、拡張期共に５㎜程度低下するものの、次の２週間で元の値に戻ってしまった。これらは効能に個人差があるようだ。

○これらの経験から、次には健康雑誌に掲載された経験談を参考に、不整脈も合わせて改善することを試みた。

①生の玉葱を１／３個分とごま油１～２ｇを朝食、夕食に摂取。（血圧対策）

②ＥＰＡ、ＤＨＡ各２粒を毎日摂取。（血管保全対策）

③ウオーキング（歩幅を広く）を毎日40分実行。

④風呂上りに、全身を亀の子タワシで摩擦。

上記を実行して２週間目頃から、血圧は収縮期、拡張期共に15㎜程度低下。

○82歳、血圧１７０㎜頻発し、上昇傾向。医師の処方でアムロジピン５㎎服用、８か月服用で低血圧１００㎜以下頻発、脱力感。医師の処方で同薬２・５㎎に変更。朝方高血圧１７０㎜を発症。就寝前養命酒50㎖飲用で８割程度改善。実験途上。84歳で逆戻り、同薬５㎎に戻す。

その２　発作性頻脈〔75歳〕

75歳の時、筋力トレーニング中に突然脈拍数が平常時２倍の毎分１５０になり、翌日医院で応急処置を受けるも、治療効果は一時的で、その日に再発。翌日再度医院で受診すると、直通電話で県立病院での緊急検査の運びとなった。１週間の循環器検査を受けたが血管系に異常はなかった。頻脈は投薬でほぼ治まり、10日後に専門病院でカテーテルアブレーション治療を受け、９９・９％頻脈の状態が改善した。不整脈改善薬ピルシカイニドを１日１錠飲用の結果、通常の生活に戻れた。０・１％の短時間発症は腹式呼吸（息を吐ききってから腹圧を数秒間高く持続）でほぼ治めることができる。その後の１年間には、約３ヵ月毎に１時間程度の頻脈が発症するが、不整脈薬を１錠飲むと30分位で治まる。尚、１日２錠服用の場合には１分以上の頻脈は起らない。同年齢で同時期に同じ症状を発症した例では、Ｆ氏は２回のアブレーション手術、Ｋ氏はペースメーカー埋め込み（数年後宿泊旅行不可能に）、Ｙ氏（飲酒量多い）はアブレーション中に脳梗塞発症。同時期に治療法が異なる。80歳時、服薬を止めたくなり、２回目のアブレーション手術を受けた。しかし「房室結節」

の細部欠陥のためアブレーション不可能の判定、ペースメーカー装着（感染症、繰り返し応力での断線事故あり）か、服薬１日３錠の選択肢を示された。私の選択肢は、現在２錠摂取の内、朝食後分を、発症し易い午前６時以前に牛乳飲用後に変更し、２錠服薬を継続。以後、頻脈発症がなくなり、１００％正常化に成功。

〈留意点〉

75歳頃は不整脈が発症し易い傾向のようで、特に心房細動は命に係る症状で要注意。上記と別の親しい健康な友人Ｋ氏は早朝に発症し、脳梗塞を併発。対応が速く、経過は順調。但し彼は、数年前から勧めていた高齢者健康用サプリメントの飲用はしていなかった。更に別の私と同年齢、古い懇意の友人Ｆ氏は、79歳のある朝、恒例の葛城山縦走に玄関を出た直後、心房細動を起こして他界。予兆が無かった為に防ぐ事は叶わなかった。

70歳後半の不整脈発症者が多いので、自分の脈拍数確認を習慣化する事がお勧め。自衛策。

9. 胃腸の手術、脱腸 〔二姉60歳、長男1歳〕

――外科医は切る人、拒否する勇気も必要――

近親者で胃や腸の切除手術を受けた者が意外に多い。中には私から見ると無用の切開手術と思われる例もある。手術は緊急を要する場合があり、患者側から異議を申し立てることは難しいが、それだけに周囲の者も含めて冷静な判断が求められる。

〈事例：1〉

私の三姉Kは30歳代に胃潰瘍で胃の切除手術を受けたが、同時期に友人A氏、K氏も同じ手術を受けた。私は胃に潰瘍ができるとすぐに胃を切除することに疑問を感じていた。皮膚科の医師の場合は、皮膚の潰瘍を切除せずに治療するからだ。胃潰瘍の場合、最近は切除を避けるなどその治療方法がかなり変わった事例を聞く。

〈事例：2〉

私の二姉Kは60歳代の時に肛門から出血し、大阪市内M病院で大腸のファイバー検査を受ける時、ファイバーが入らず、ガンの疑いで直ちに切開手術で大腸を50㎝ぐらい切除された。切りとられた腸の内側をみると、私の目にはガンらしきものはなく、ファイバーが入らなかったのは、大腸が出血部分の痛みで収縮したためと思う。

二姉は大腸一部切除のため、下痢をし易い体質となり、掛かり付け内科医院の治療でも数年間治らなかった。私が漢方薬局で治療法を問うと「補中益気湯」を提示された。これを姉に試飲してもらうと効き目があり、調子が良い。内科医院へそれを伝えると、それを健康保険適用で処方してもらえるようになった。

〈事例：３〉

私のかつての音楽指導者Ｈ氏は、信州へスキーに行っていた時、突然激しい腹痛を起こし、急遽京都へ帰った。病院では腸捻転との診断で直ちに開腹手術をしたが、腸捻転の事実はなく、そのまま閉じて痛みは消えたという。

〈事例：４〉

私の妻は日ごろから便秘がちのため、外科医の診察を受けたら「あなたの小腸は長過ぎるから一部を切除すると良い」と手術を勧められた。私は手術に反対した。腸の癒着など手術後遺症の説明もない。結局妻は手術を受けず、健康で現在に至っている。油断のならない医師の例だ。

〈事例：５〉優れた病院の例（大阪府立総合医療センター）

私の二姉Ｋは67歳頃、胃の内視鏡検査を受けた時、検査医師の配慮で小さな食道ガンが見つかり、

2回の内視鏡手術によってガンだけを切除してもらった。そのおかげで以後30年以上再発せず普通の生活をしている。

〈事例：6〉脱腸の応急処置

長男は1歳の時、夜に右足の付け根を腫らして泣いた。私はそれを見て直感的に脱腸と判断し、嵌頓《かんとん》（脱腸部の血流が止まる）を心配した。そこで妻と2人で子供を抱き、近くの病院へ駆け込んだ。居合わせた年長の看護師が好意で応急処置に、子供の睾丸を親指で強く押した。子供は痛がって泣いた。翌日外科医に診察してもらうと、前夜に押された睾丸が大きく腫れ上がっていた。看護師が脱腸と睾丸とを取り違えていたのだ。医師は、脱腸の時は両足を持って逆さまにぶら下げると、腸が胸の方へ引かれて収まることが多いと教えてくれた。私は事前にその知識をもって冷静に対処すればよかったと反省している。なお、長男は5歳の時に手術によって治癒した。

〈事例：7〉胃ガンは胃カメラ検査で初期治療を

義兄Kと、同窓生S氏は、胃ガン発覚後手術。1年以内に他界。二人とも胃の不調を検査もせずに過ごし、病院へ行ったときは手遅れ。早期に胃カメラ検査で救えた命。誠に残念。

10．肺ガン、初診で誤診、本格治療の遅れ〔妹59歳〕
――分子標的薬、イレッサ治療で健康生活2年――

妹は強い腰痛に悩まされ、H市立総合医療センターで診察を受けたが、格別の所見と治療法が示されなかった。そのため整体師のもとへ６ヵ月位通った。しかし安静時の痛みが更に増したので、大阪府立急性期総合医療センターで検査を受けたところ、骨シンチグラフの撮影で、即日ガン細胞の骨転移が判明した。原発部位は肺、転移は腰椎、胸椎、頭骨、骨盤におよび、腫瘍マーカーＣＥＡ２８千、かなりの高値。

〈医師の対応〉

正確な初期診断の遅れが悔やまれた。歩行困難な状態のため、即入院治療となり、医療方針の説明があった。この時点でネット検索により、最近認可の分子標的薬「イレッサ」の採用を医師にお願いした。

〈患者が女性、非喫煙者、日本人、非小細胞肺ガンの場合、80％の薬効実績がある由〉

但し、厚生労働省の方針は治療法2番目以後の採用が原則と告げられた。一般の抗ガン剤は体力の低下と種々の副作用を招くので、本人と家族全員の初回イレッサ治療を医師に強く望んだ結果、それが受け入れられ、治療が開始された。すると3日目に自覚症状が好転し、1週間で通院治療となった。〈各骨部は順次放射線治療を受ける〉

6ヵ月経過時には腰痛も薄れ、以後2年間普通の生活に戻り、自転車での買い物、友人との旅行、家の改築、娘2人の結婚式、母親の施設入所などをこなした。

〈腫瘍マーカーＣＥＡも50と健康な人の値近くまで低下、その後マーカー値上昇の度に異種の抗ガン剤で治療。2年後急に体調不良を訴え、再度のイレッサ治療も効かず他界〉

〈留意点〉

初診での誤診は後の治療に悪影響を及ぼすので、セカンドオピニオンも重視すべきだ。

一般的抗ガン剤治療では、個人ごとに薬効が違い、副作用で体力消耗があり、遺伝子検査等でその適合性合致検査が強く望まれる。

11．喉頭ガン　〔親族48歳、78歳、職場同僚72歳、79歳〕

――早期発見がカギ、酒とタバコは大敵――

4人には共通する環境があった。熱心な営業活動等を数十年、その間欠かなかったのが酒とタバコ。当然不規則な食生活、就業時間と業務上のストレス。そして仕事に追われての受診の遅れが重なった。抗ガン剤治療に入るも、入院１年前後で周囲に惜しまれて他界。

〈留意点〉

また、上記と別の同窓生K氏は、79歳で治療、手術を受け、その後２年間健康を回復し、普通の生活に戻ることが出来たが、２年後に他界。

最近光治療法の有効性が確認されたと聞く。免疫力向上を伴い、期待される。

12．C型肝炎 〔二姉80歳〕
――永年のC型肝炎が完治――

大腸切除時の止血剤が原因と思われる医療行為が原因となってC型肝炎を発症した姉の場合、当初救済の対象は当該医療機関が止血剤、血液製剤等に原因とされる薬剤の使用を証明した場合のみであった。このケースでは、手術を受けた医療機関の名称、組織、医師に変動があり、事実上事務的には該当しないとの回答があった。そこで当時の薬品納入業者を問い合わせると、それはできないと拒否された。〈あくまで医療機関の証明に決定権があるとのこと〉　結局この場合該当すると思われたが、救済措置の対象から外れた。

その後、救済措置の対象が拡大され、娘が当局と折衝の結果、C型肝炎治療特効薬投薬を受けることができ、数ヵ月で肝臓からC型ヴィールス消滅の成果が上った。体調は好転。

〈留意点〉

医療上、公的機関の救済処置は、経年的に変更される事もあり、注視する必要がある。

13．交通事故の頚椎症から虚血性心疾患へ〔義兄74歳〕

――交通事故からの連鎖反応であわや心臓手術――

義兄が職場への出勤途上、マイカーで信号待ちをしていた時、後からスポーツカーがかなりの速度で衝突し、義兄の車は前に停車していたトラックの下へめり込んだ。不幸中の幸いか、外傷はなかったが、頚椎症が尾をひいた。その影響で歩行困難と、肥満が進行し、更に歩行時の息切れが激しくなり、その後に心臓の血管が詰まる虚血性心疾患を発症した。

〈医師の対応〉

初診を受けたのは、心臓血管内ステント挿入の専門病院で、ステントの挿入を勧められたが、後遺症のことも考慮し、別の病院で血栓溶解の薬剤投与の処置を受けた。結果は良好で、閉塞は解消し、更に頭脳明晰化のオマケがついた。その後肥満、息切れも解消方向に向かい、職場復帰にこぎ付けた。

しかし１年後再発し、手首からのステント挿入を余儀なくされる。

〈留意点〉

とかく専門医は自分の道を患者に押し付ける傾向が見られ、ステント挿入の場合でも、再血栓などの副作用の説明が不十分な場合もあると思われる、マルチオピニオンを尊重すべきだ。また本人の改善への自覚と実行が肝要。１年後のステント検査では正常。

14．ダンピング症候群と胃の荒れ〔71歳〕
――空腹時、多くの錠剤丸呑みが胃を荒らす――

朱蒙で名高い古代国家高句麗は、日本国家のルーツに大きく係る百済、新羅、加羅と共に私は深い関心をもっている。かつての高句麗領域の大部分は現在、朝鮮民主主義人民共和国となり、実際上あまり自由な見学旅行はできない。しかし09年日朝友好促進京都婦人会などの縁あって韓半島古代史の専門家、田中俊明滋賀県立大学教授の高句麗山城、壁画古墳、王城遺跡、博物館、寺院を主にした現地調査と学術交流11日間の旅に同行させて頂くことができた。この間流暢な日本語を話す3人の文化局、大学、学会の方々の丁寧な案内で、共和国の人々の素顔が観られ、古代と現代のその実態に触れたのは大きな収穫だった。

平壌では羊角島ホテルに滞在、夕食のメニューは豊富、野菜天婦羅が美味で数個食べた。翌早朝、サプリメントのマカを10粒ほど噛まずに水で飲み込んだ。1時間後、朝食のハムサラダを口にした時、突然発汗し、脳貧血様の脱力感に襲われ、その場に横になった。初めての経験だったが、隣席の方が「ダンピング症候群」だと言い、自身でも納得できたので、午前中だけ部屋で休養することにし、午後には回復した。粒状サプリメントの一部の場合、多粒飲用後に胃腸内部で固まることがあり、要注意。

〈自己対処法〉

反省すべきは、運動量の少ない生活状態で、空腹時に固形物を噛まずに飲み込むこと。その後時間を置かずに食物を摂ったことだ。ダンピング症候群は胃を切除した人に起こり易い症状である。

これに関連して気が付いたのは、過去3年間で3回共胃の内視鏡検査で、胃上部の荒れが指摘されたことだ。組織検査で問題はなかったが、その原因が空腹時に固形、特に油性サプリメントを噛まずに飲む習慣にあるらしいことだ。その後これを止め、原則食後飲用に変えたので、次回の検査結果では好転していた。

15．白血病〔二男39歳〕

――若年の突然死は、不良な生活習慣による免疫力低下からか――

二男、観児は芸大在学中から演劇の魅力に引かれ、文学座で研修後、劇団四季で『冒険者たち』『ハムレット』『ジーザス・クライスト・スーパースター』『李香蘭』『ライオンキング』などに出演していたが、より強い自己表現手法を求めて同僚Ｈ氏、Ｆ氏、Ｓ氏ら数名と共に退団し、自主公演活動に入った。小劇場公演、映画『亡国のイージス』出演など。やがて自分の劇場を持つ夢を持ち、神宮前ビル１階に数ヵ月間泊り込みで舞台装置の工事を行い、自主公演に漕ぎ付けたが体調を崩し、検査の結果「急性前骨髄球白血病」と診断された。

〈医師の対応〉

この病は特効薬で90％は完治の見込みがあり、標準治療法、３ヵ月３クールの治療で寛解となり、数日で退院予定をしていた矢先、突如肺炎を発症、翌日死亡。治療中の白血球減少が原因で、事例もあると聞く。入院当初、口腔内滅菌用にデンタルリンスを与えていたが、６人部屋で雑菌に負けた様相。若い医師に反省色が薄かったのは不審が残る。マニュアルどうりの処方以外に、不注意点が無かったのか。〈一般に高齢医師は免疫低下に細心注意を払う〉

〈留意点〉

抗ガン剤治療中に白血球減少を起こす例は多く、状況をみて治療の中断、無菌室利用、口腔衛生用デンタルリンスの活用など要注意点があり、一部徹底を欠いた結果が退院直前の１日で暗転を招いたことは残念至極。但し、本人の生涯は、普通の人の一生分に相当するほど全力で自己実現をスポーツ、音楽、絵画、映画、演劇にと実践し、周囲の人々に強い印象を残した点から観ると、本人の悔いは少なかったか。

童話・SF・ファンタジー

もり

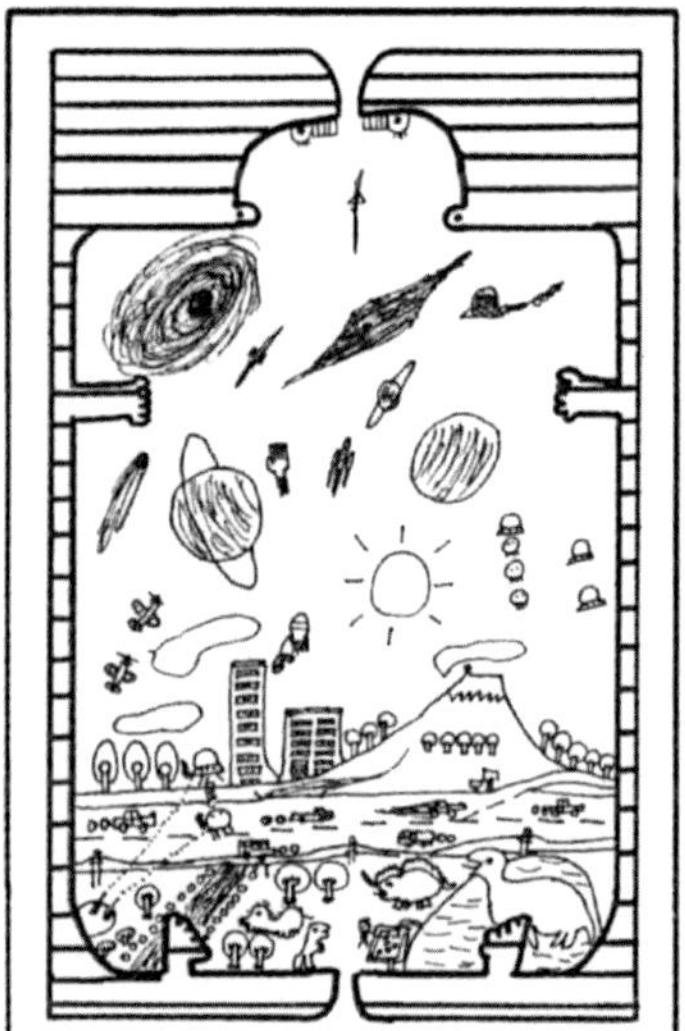

米澤雅人・絵（人間の裏返し）

第三次・もり　**第5号**

（1957～2000年）

<想像力拡張の賜>

第3章　虚弱体質、生活習慣病等への対応

1．赤血球沈降速度の過大、体力低下症状　〔20歳〕

――医師は改善方法示さず、自力で即効性漢方薬選択――

当時の流行性感冒（アジア風邪）にかかり、かつて経験したことのない発熱、食欲不振、脱力感に襲われ、医師の診察を受けたところ、赤血球沈降速度（血漿の透明部分）が1時間当り25㎜以上と、標準値10㎜に対して大幅に悪い数値を示した。これは身体の病気に対する抵抗力の低さを表し、病変進行中の可能性が疑われた。

〈医師の対応〉

私を診察した軍医経験者の医師は、その改善方法について問うと、栄養のある物を食べ、十分休養することと言った。

〈自己対処法〉

医師の言う通りに実行して３日経っても体の調子は変わらず、脱力感が大きかった。そこで大阪市十三商店街の漢方薬局を訪ね、自分の症状を説明し、それを改善する漢方薬を売ってほしいと頼んだ。薬局の主人は直ちに小太郎漢方製薬の「スネークパウダー」を棚から出し、よく効くと言った。マムシをキモごと赤外線乾燥し粉末にしたものだった。私はそれを朝晩２回食前に飲んだ。すると翌日から脱力感がなくなり、手足が軽くなったように感じた。２週間後、赤血球沈降速度は５㎜以内に改善していた。その後、食欲が増し、体重も増加した。

〈留意点〉

①他社のマムシ粉末も試したが、同じ効果のものはなかった。この製品は以後30年くらい愛用したが、厚生労働省の指示で平成８年頃発売停止。

②これは精力増強効果もあり、40歳で子のなかった同僚Ｎ氏にその使用を勧め、飲用すると３人の子供が生まれた。後にこれに謝意を表する年賀状をいただいた。

③90歳の義父が膀胱炎で入院（大阪府茨木市内）し、歩行困難になるまで衰弱した。そこでこれを飲ませると１週間で食欲、活力が回復し、歩行可能となり、自宅療養に切り替えた。

④沢山の病弱者を扱う内科医が、このように即効性のある漢方薬を全く知らず、活用もできないの

は私には納得できない。

更に万能の漢方薬が禁止されるのは納得できない。他の製薬会社の圧力かと疑う。

漢方薬店に聞くと、発売禁止指示は厚生労働省による由。このように即効性ある漢方薬排除は不審。未知物質でも薬効があれば認可すべきだ。

2. 食欲不振と夏痩せ〔20歳〕

――内科医は治療法示さず。自己療法を確立し奏効――

20歳代の私は、内科的欠陥はなかったが、痩せて顔色も青白く疲れやすかった。血沈速度が大きかった点は漢方薬で改善されたが、成分不明確なものの常用にはためらいがあった。理論的にも納得のいく改善方法をとりたかった。


〈医師の対応〉

会社内の健康相談の時、内科医に健康増進の具体的対策を問うたが、明確な答えは何もなかった。

〈自己対処法〉

私は体質改善のため保健関係の本を読んだ。その中で明治期の旧日本海軍の食物、特にビタミン

《私が服用中のサプリメント》

毎日服用分	総合ビタミン、ミネラル他	OPTIMUM NUTRITION	2錠／日
	グルコサミン、コンドロイチン	OPTIMUM NUTRITION	2錠／日
	新アリナミンA	武田薬品	2錠／日
	リノックスＥ一ハイ	大正製薬	2錠／日
	３Ａカルシウム（小粒タイプ）	３Ａカルシウム	8錠／日
	ＥＰＡ	ＡＦＣ	4錠／日
	ＤＨＡ	ＡＦＣ	2錠／日
	オリゴ糖	ＡＦＣ	3錠／日
不定期服用健康食品	マカ	ＡＦＣ	
	ローヤルゼリー	ＡＦＣ	
	ウコン	地球科学研究所	
	にんにく―カプサイシン	エス・エム・シー	
常用食品	牛乳、きな粉、リンゴ酢、梅にんにく、野菜、果物	体内アルカリ化食品（酸性化防止）	

類と病気の関係を実験的に解明した記事が印象的であった。例えばビタミンＣの欠乏による壊血病、ビタミンＢの欠乏による脚気、結核などである。そこで私はミネラル入り総合ビタミン剤（ポポンＳ）の服用を始めた。しかし夏場の食欲不振は改善されなかった。しかも軽い脚気の症状もでた。ビタミンＢをさらに詳しく調べると、体質によって普通のビタミンＢ群が吸収され難い人があることが分かった（腸内のアノイリナーゼ産生菌による）。そこでそうした体質の人向けに開発された活性持続型ビタミン剤、アリナミンＡも服用し始めた。服用効果は10日以内に食欲不振が止まり、夏の体重減少、全身の脱力感もなくなった。

〈留意点〉

①体質によってアリナミンに特異な反応を示すことがあり、注意が必要。私の二姉Kはアリナミンを服用すると、胃痛など拒否的反応があり（皮下注射でも検査可能）、別メーカーの活性持続型ビタミン剤、ノイビタで解決した。

②運動不足による食欲不振は、必要運動量の確保が先決。胃もたれ等は消化剤なしにジョギング、ウオーキングで壮快に解消できる。

③身体がだるい時、安静だけに頼ると生理的活性を失い、健康を害することもあるので要注意。私は20歳頃、平日に厳しい肉体労働をしていて、日曜日に朝寝坊をする習慣があった。11時に起きようとすると、全身が強度の脱力感に襲われ、立ち上れないことがよくあった。そんなときでも、友人に引っ張り出されて草野球に興じると、1時間くらいで元の状態に戻った。前日の脱水状態も一因。

④健康維持の基本は食物にあり、栄養素としての蛋白質、脂肪、炭水化物、ビタミン、ミネラル等の摂取量は高年齢での少食と吸収率低下を考慮すべきだ。特にビタミン、ミネラル類は身体の潤滑剤として生理作用に重要な役割を果たしている。閉経後の女性はホルモンバランスの変化で大幅なカルシウム不足になりやすい。結局それらの必要量を満たすには食物だけからでは経験上困

難なので、サプリメントの活用が肝要となる。さらに食物繊維、野菜、果物（アルカリ性食品）、水分等は意識的な補給が必要である。

⑤一人暮らし79歳のＹさん、朝起床時に手足がしびれ、硬直して動けず、救急車を呼んだ。検査結果では異状なしの判定。この状態では救急車を呼ぶなと叱られた。しかし手足のマヒのため、２ヵ所の医院で診察を受け、それでも異常なしの診断。私は経験上アリナミンの有効性ありと判断、試飲を勧めたら、３日目にほぼ治ったとの返事。老化現象はビタミン、ミネラル不足の累積が一因との私説が当たったか。

老化は、老化細胞の排出不良が原因とされ、その手法は未確定ではあるが、私は次の物に有効性ありと推定し、飲用している。

・ローヤルゼリー　・イミダペプチド　・ビタミンＥ　・ブルーベリー
・朝鮮人参　・ビタミンＣ　・コエンザイムＱ10　・ルテイン
・イチョウ葉エキス　・養命酒（漢方の有効薬草含有）　・ＥＰＡ　・ＤＨＡ
・酵素

なお、脳の老化防止には、創作活動が有効と実感している。

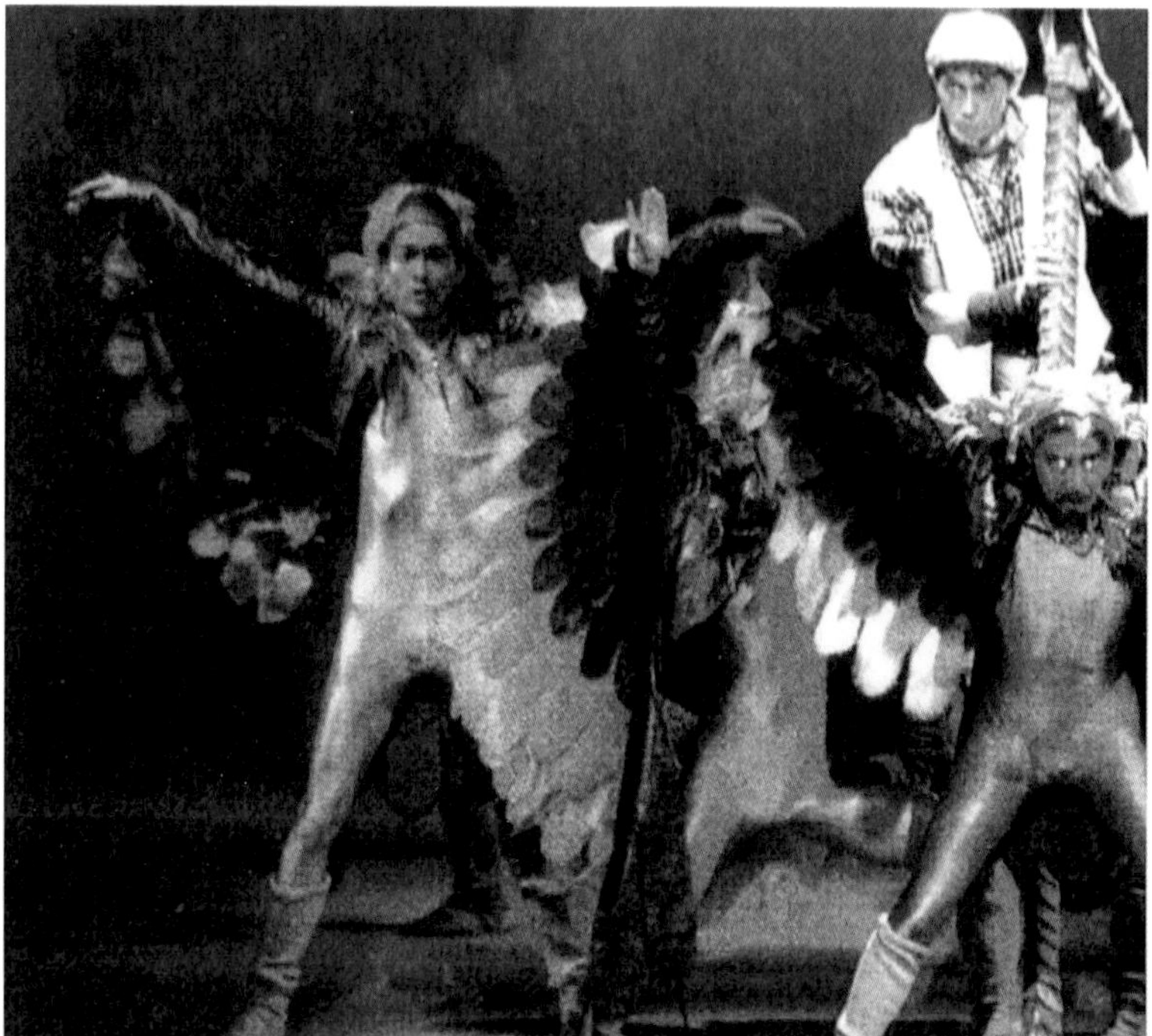

劇団四季、冒険者たち（米澤観児）

3．高脂血症〔49歳〕

——原因は食事と運動不足。食事改善とウオーキングで解消——

48歳頃を境に、仕事が外勤から内勤に変わった。体力年齢テストで30歳と出たので、食事の量、質、運動量に配慮しなかった。そして49歳の時の定期健康診断結果で、体重71・5kg、肥満度11％と判定された。さらにトリグリセライド値319mg／dl（正常値30～149）となって高脂血症と指摘された。総コレステロール値は212mg／dlで正常値の範囲内。

〈医師の対応〉

食事の動物性脂肪、蛋白質の減量、過食とアルコールの過飲を避け、1日1万歩ウオーキング等で日常運動量を増やす指導があった。

〈自己対処法〉

医師の指導通り、食事量、動物性脂肪と肉類の蛋白質を6割削減。通勤電車ひと駅分とバス4停留所分を歩行に切り替えた。歩数1日約7000歩。1年後、トリグリセライド値129mg／dl、体重2・9kg減の68・5kgに減少。完全に平常値に戻った（巻末の別表参照）。

4．高コレステロール症〔50歳〕

――主原因は飲酒、糖分過多か。節酒、節食でほぼ解消――

高脂血症になった翌年の健康診断で、総コレステロール値が２４５mg／dl（正常値１３０～２３０）となり、高コレステロール症と指摘された。前年に職場を変わり、１日２回砂糖入りコーヒーや菓子類を摂ることと終業後の居酒屋行きが習慣化していたのが原因と思われる。

〈医師の対応〉

高脂血症の治療法とほぼ同じ対処法の実行を指示された。

〈自己対処法〉

パン食のバターをジャムに変え、飲酒回数と糖類の摂取を控えた。翌年の検査では総コレステロール値は２３０mg／dlの正常値まで下がった。

５．高血圧症〔63歳〕
――退職後の運動不足を考慮。筋力トレーニングで改善――

60歳での退職後は室内用歩行器を購入し、毎日約30分の歩行と5分間の柔軟体操をしていたが、61歳の健康診断で高血圧症と診断された。高位１４５㎜、低位１０１㎜で低位が90を超えると動脈硬化傾向の体質だと言い渡された。

〈医師の対応〉

運動量のさらなる増加が必要と指示された。改善しない場合には血圧降下剤の使用を考慮。

〈自己対処法〉

血圧降下剤は友人Ｉ氏が常用しており、血圧は下がるが使用を止めるとすぐ元に戻るという。しかも友人Ｔ氏の奥さんは、52歳頃に常用の血圧降下剤によって突然不自然に血圧が下がり亡くなった。私は血圧降下剤なしで血圧を下げたかった。そこで、健康関連雑誌にヒントを得て梅にんにくを常食、サプリメントのＥＰＡ、ＤＨＡの摂取量を1日各4錠と2錠に増量した。また運動量の増加には自宅実行での限界を感じ、市の健康増進用トレーニング施設へ毎月約8回通うこととした（平成13年11月）。

その内容はほぼ次の通り（1回の筋力トレーニングは約2時間半）。

＊ウオーミングアップ……………10分（ウオーキング）

＊ストレッチ体操……………8分

＊ウオーキング…………………35分（時速6・5に㎞／h、傾斜角2・5度）

＊上肢、下肢等筋力トレーニング…………25分

＊腹筋、背筋運動等……………10分

＊エアロクライミング…………35分（階段登り運動、レベル5）

＊ダンベル運動他………………20分

＊ストレッチ……………………8分

血圧を下げる方法で推奨できるのは、生タマネギの摂取。一日1／3玉位の生タマネギスライスに黒酢、ハチミツ、ごま油をかける。水さらしはしない。安価、手軽で効力は経験値20㎜位の血圧低下。血管も柔軟にすると聞く。

〈備考〉

発汗で体重が約1㎏減少するため、水分補給にはスポーツ飲料、アクエリアス500㎖摂取（お茶700㎖の場合、疲労感あり）。

〈筋力トレーニング１年間の成果〉

＊血圧の低下、約10㎜／Hg（高位１４５から１３０へ。低位１０１から90へ。ほぼ基準範囲内へ低下）。

＊体脂肪率が２％減少（20％から18％へ。体重は67㎏で変わらず、脂肪が筋肉に換わり、標準体型）。

＊総コレステロールが約20㎎／dl減少（２４８から２２７へ。基準範囲内へ低下）。

〈さらなる改善へ、平成15年5月より〉

その後半年間の経過は、血圧の高位、低位共に時々基準値を超え、さらなる改善対策をとることとした。

＊サプリメント追加。にんにく&カプサイシン５００（高齢者に欠乏しやすい、ナイアシン、葉酸、パントテン酸〈コエンザイムＡに含まれる〉含有）。

＊一日２回血管マッサージの実行（健康雑誌「壮快」で紹介された岡山大学名誉教授、妹尾左知丸氏の実績ある手法）。５ヵ月後、血圧高位、低位共に、さらに５㎜／Hg低下（巻末別表参照。測定方法は上腕式で各8回ほどの平均値）。

〈留意点〉

①血圧は測定ごとに10～20㎜／Hgくらい数値が変動する。深呼吸1分後に測定すると、下がっていることが多い。

②血圧は急な運動直後には上がり、長時間運動と休息・入浴の後には下がる傾向がある。

6．脳の小梗塞〔50歳〕

——MRI検査で発見、14年間進行せず——

月3回程度頭痛を起こすことがあり、50歳の時に初めて脳のMRI検査を受けた。その結果直径約2㎜の小梗塞が3個確認された。

特に自覚症状もないので、医師の診断は、今後の拡大、増加がなければ問題ないとして、今後の定期検査を勧められた。

〈自己の対応〉

それから14年後、64歳の時に再度MRI検査を受けたが、小梗塞の状態はほとんど変化なし。高脂血症等の対策が奏効したと思われる。

66歳時、人間ドックでの脳のＭＲＩ検査後、医師の次のような説明を受けた。
「あなたの50歳時撮影２㎜の小梗塞３個は、今回も検出されたが、現在の進んだ判定基準からすると、これは小梗塞ではなく、水腫等の他のものと分かったので、安心下さい」実際この22年間の脳の状況に変化は見られないので、判定は正しかったと思う。

〈留意点〉

①昔、東北地方で、塩分の多食と低蛋白質の食事の影響で、脳出血や脳梗塞で倒れる人が多かったが、現在身辺でもまだそうした症状に悩まされる人もある。
しかし、それは早期のリハビリでかなり回復することもある。叔父のように10年以上悪化しつつ生活した人、従兄弟Ｙのように２年間次々と血栓が脳に流れ込む（医師の説明）などを見聞するにつけ、事前の予防と事後のリハビリの重要性を痛感する。
②友人Ｋ氏は61歳頃に長時間の心臓バイパス手術を受けた。話によると腰部に滞留していた凝固しやすい血液が順次脳へ流れ、少し言語不自由の傾向もあるとのこと。手術で少しでも空気に触れた血液は凝固しやすいので長時間の手術は要注意。
③義兄Ｋは58歳頃に脳のＭＲＩ検査を受けた。そして過去数ヵ所の脳血管異常の痕跡が見つかった。
しかし本人はたまに言葉が僅かに詰まる他には、何の障害もない。

脳梗塞の事例が、身辺に以外に多いのに驚く。近所ではK氏、S氏、F氏、従兄弟2人、叔父、姉、義兄、義弟、義妹、スキーの友。古代史の友。脳出血は前期梗塞併発の内4人。脳梗塞のほとんどは末明に発症。就寝中の呼気による脱水、午後の水分摂取が不可欠。脳出血はビタミンCの摂取で予防できるが、その認識と実行力に欠ける人が発症。

7．頭痛〔40歳頃以後〕
——ひどい頭痛減少、バファリン服用——

40歳過ぎから月3回くらい頭痛（3ヵ月ごとにひどい痛み）を起こすので頭部のＭＲＩ検査を受けたが、特に異常はなかった。

〈自己対処法〉

普通の頭痛は、バファリンで治った。激しい頭痛の克服には、筋力トレーニング、首のマッサージ、入浴時の首部分の温め、柔軟体操、ビタミンＥの服用、長時間読書時のメガネの使用等を実行した。それ以降激しい頭痛は経験していない。なお、二姉Kはバファリンが効かない激しい頭痛持ちである。私は朝日新聞記事の新規使用可能の頭痛特効新薬「スマトリプタンコハク酸」と「ゾルミトリプタン」を知らせた。姉がこれを医師に告げると、それ以後、その薬の処方を受けられるようになった。医師への提言も必要な場合がある。

当初の頭痛は、時には吐き気を伴うほどの激しさがあったが、65歳頃以後には頭痛が起らなくなり、治療薬のバッファリンを常備する事もなくなった。

原因を探ると、シナモン（毛細血管減少防止）、コエンザイムQ10（細胞の活性化）、マグネシウム入りカルシウム（医師の推奨）、活性持続型ビタミンB群（20歳より摂取）を常用した結果と判断した。

同時期に、以前からの青白い顔色が、普通の人並みに改善した事は、想定外の事であった。

8．マラソンの功罪〔甥47、友人62歳〕
――甥はオーストラリア走、友人はマラソン死――

①甥のN氏は20歳代に腸の手術を受け、体力は優れなかったが、30歳以後健康保持に努力し、さらにサプリメントとサイクリングによる体力増強に努めた。その結果40歳頃から体力の充実を感じ、ジョギング、マラソンに力が入るようになった。彼は平成13年（40歳代後半）にはオーストラリアでのマラソン大会に、奥さんをサポーターにしてフルコースを走破している。平成15年、腫瘍

マーカー値が上昇して治療。

二十数年ぶりに腫瘍マーカーが上昇し、その原因を究明して治療に入る為の検査入院となった。自覚症状がないので、患部の確定に2ヵ月を要した。その結果十二指腸ガンと判明し、府立成人病センターへ転院治療となった。抗ガン剤治療が始まると、食欲不振その他の副作用で体重、体力の消耗が急速に進み、3ヵ月後他界。

〈自己の対応〉

当初の入院検査の期間が長いので、当時天理病院で稼動していたペット検査装置による患部の早期確認を本人に勧めたが、当院の医師の指示に従うとの意向で実現しなかった。

また本人は以前から総合ビタミン、総合ミネラル等のサプリメントについて、私に詳しい情報を提供し、その活用を勧めていたが、直近の2~3年間は各種アミノ酸が如何にマラソンに有効かを実践的に試していて、ビタミン、ミネラル類の摂取を中断中であった。この点が健康状態に悪影響を及ぼしていたのではと悔やまれる。

最近の医師からの情報によると、サプリメントの質、安全性に関しては日本製に比較して米国製の方が優れているとのこと。理由は公的機関によるサプリメントの検査が薬品並に検査され、有効性に対しても充実されていること。日本ではメーカー、監督官庁共に薬害への責任回避が、有効性より優先されているようで、食品並の取り扱いを受けるため、効能が低いと思われる。吸収効率が低い物質でもそれが無視されている。

②私と同年齢で10年同じ職場で仕事をしたT氏は、50歳代後半からマラソンに興味を覚え、マラソン競技に参加するまでにエスカレートした。60歳過ぎには仕事のかたわら、日曜日ごとに走っていた。62歳の夏、篠山マラソンに参加した。そして30㎞過ぎの地点で突然路上に四つん這いになって苦しみ出した。私の妻がその青いランニングシャツ姿を偶然テレビで見ていて私に告げたが、その日のうちに彼の他界の知らせが入った。翌日の葬儀場の祭壇には青いランニングシャツ姿の写真が飾ってあり、残念かつ気の毒な思いに胸がいっぱいになった。聞けば30㎞地点のスタート3時間目にロープが張られ、それ以後に到着した人はバスへ収容していた。彼はそれを意識し、完走を目指して、最後に無理をしすぎたのではないかと、私は推定する。フルマラソンは、その都度身体にダメージを与えるので、高齢者は特に注意が必要。マラソン好きの友人F氏とF氏にも忠告している。

〈留意点〉

①私の２人の息子は中学、高校を通して陸上競技部で長距離走の練習をし、いずれも駅伝競走に参加していたが、足首の腫れや鉄分不足による体調不良などを訴えることが多かった。しかし、そ

れはスポーツを中止すると快癒した。若者でもスポーツ障害には気をつけるべきだ（身辺のスポーツ障害例――ゴルフ、野球の打球練習で腰痛及び投球練習による肩痛。相撲のぶちかまし稽古での慢性頭痛。重量挙げ、跳び箱練習での胸骨圧迫骨折。サッカーのヘディング練習での頭痛。テニスで肘痛）。

②従兄弟Yは、高校3年間左腕の投手として活躍、社会人野球でも活動していた。彼は50歳頃ゴルフクラブを握って見せ、左腕が真っすぐに伸びないのは長年の投球練習が原因であると言った。私はかつて栄養バランスの忠告をしたが、彼はそれを無視した。人一倍頑丈な身体と闊達な性格は皆から慕われていたが、惜しいことに65歳で脳血管障害によって他界した。健康管理の重要性を痛感する。

9．クモ膜下出血　〔義弟62歳〕
――血管の強化には、食生活改善が不可欠――

義弟は永年小学校の教師生活を送り、物作りから動物飼育を通じての生命の神秘性追及、更に生徒の内面にまで触れて指導する実践的な教育活動家であった。

ある日の午後、彼はＰＴＡと学校の幹部会に出席し、その会合の記録写真を撮るべくカメラを構え、突然その場に倒れ、意識を失った。それまでは病院の世話になることもなく、健康状態は至って良好であった。救急病院へ搬送されたが、クモ膜下出血との診断で、意識が戻ることなく20日ばかり後に他界した。

〈自己対処法〉

この本の初版は、主として親族の健康確保に役立てようと、この２年前に本人夫婦に手渡していた。読後の感想として賞賛の言葉を寄せてくれた。

しかし、振り返ってみると義弟一家６人家族は、その内４人が教師で、いずれも多忙な生活ぶりであった。食物の好みは甘い和菓子類で、またビタミン、ミネラル類のサプリメントは摂っていなかった。高齢化に伴い、一般的にはビタミン、ミネラル類の不足傾向が顕在化し、末梢神経、末梢血管の老化が早まる傾向がある。砂糖などを多く含む和菓子類は抹茶などビタミン、ミネラル類を同時に摂取しないとその不足を促進して老化を早めるものと思われる。このケースでは健康管理への実行力の有無が明暗を分けたと思われる。二人共、ビタミン、ミネラルの大切さは生徒に教えていた。

10．逆流性食道炎の兆候〔78歳〕
――高齢者に起りやすい症状、対処法あり――

週に2回の筋力トレーニングを行うようになってから、スポーツ飲料の摂取量を1リットルに増やした。発汗量と同等量の飲料を摂取しない場合、非常に体調が悪くなるからだ。朝食を多めにとり、1時間以内にトレーニングに入って胃の部分を圧迫したり、捻ったりする動作を繰り返すと、食道へ胃液が逆流して胸焼け様の現象が起こるようになった。これは当初高齢化のせいかと思った。

〈自己対処法〉

朝食の分量を減らし、胃の圧迫、捻転の動作は朝食2時間以上経過後に行い、それまではウオーキング、エアロクライムなどの運動をすることにより解消した。また夕食時、飽食すると時々起こっていた胸焼けも、食事量を少し減らすことで解消した。

同じ頃、三姉が胃液の逆流を訴えた。姉は数十年前に胃潰瘍手術をしていて、更に最近夕食後すぐ横になる習慣があった。筋力トレーニングはしていないので、夕食の分量を分散化して減らし、横になるのは食後2時間以上経過後に変更することでほぼ解消した。

私は80歳の人間ドックの内視鏡検査で、再度軽い逆流性食道炎が見つかり、前回同様の対処を実行、81歳検査で治癒するも、82歳検査で軽度発症、キャベジンで対応中。

11．過敏性大腸症候群〔60歳前後〕
――牛乳摂取への胃腸反応が、高齢化で変化――

私は15歳以後、毎日２００mℓ位の冷えた牛乳を飲む習慣があった。友人の中には、よくそれで下痢をしないと感心する者もいたが、私は全く異常はなかった。ところが60歳頃から、毎日午後になると大腸あたりがゴロゴロとガス溜りの感じになり、トイレではガスと共に液体が出た。検査では特に異常がなく、過敏性大腸症候群との診断。但し、その原因は非常に広範囲で、精神的なものも含まれるとのこと。

〈自己対処法〉

私はその解消に努めたが、結果は意外にも数十年来異常のなかった牛乳にあることが分かった。その摂取量を１日当たり１００mℓ２回とし、不足分は液体ヨーグルトと豆乳とで補うことにより解消した。但しその混合割合を変えることにより、便の硬化、軟化と変化するので要注意。

結果論になるが、原因は牛乳への生理的反応が高齢化によって大きく変化したことにあったのだ。その詳細は不明。腸内細菌の変化が関わるか。

12．緑内障、糖尿病〔長姉～76歳頃〕
――永年の甘い間食習慣は、糖尿病誘発――

本人は永年飴、チョコレート、和菓子など甘い間食を好み、常時携帯するほどで、健康上のリスクについては周囲から忠告を受けていた。しかし健康状態は良く、活動的な生活ができ、何ら自覚症状もないことから、その生活を継続していた。緑内障は糖尿病の10年程前から兆候はあったが、甘い間食を気にすることはなかった。

しかし、76歳時での血液検査から糖尿病と診断され、また以前からの緑内障の症状も重くなってきた。現在は両方の治療を受けている。

〈留意点〉

一般に高齢化に伴い、末梢神経、末梢血管の劣化、減少が起こり、それに伴って皮膚の老化、視力の低下、免疫力の減退などが生ずる。

また砂糖類の多食はビタミンＢ群の大量消費につながり、上記症状を促進する。従って長姉が特にビタミンＢ群の補給なしに甘い間食を永年継続することによって、末梢神経、末梢血管を早く老化させ、緑内障や糖尿病を招いたと思われる。

現在では、末梢神経、末梢血管の老化予防に有効とされるコエンザイムＱ10、シナモン、ビタミンＢ、Ｅなどが知られているが、その予防対策はとっていなかったことが反省される。

第4章　眼、耳、歯、皮膚、その他疾患への対応

1．良心的歯科医は歯を温存〔60～65歳〕
――妻は健康な歯を抜歯される――

妻は40歳頃、上の第一大臼歯が虫歯に侵され、奈良市内O歯科医院へ治療に行った。その時、虫歯の噛み合わせの下の健全な大臼歯も共に抜歯された。帰宅後私がその無謀さを指摘すると、歯科医の巧みな誘導があったと言う。引き続きの治療に数十万円提示されていた。妻はその後O歯科医院へは行かず、関西消費者連合会で紹介を受けた大阪市内の良心的なN歯科医院へ行った。そこでは年配の医師、歯科衛生士が患者の状況に応じた適切な衛生管理方法を説明し、治療も可能な限り歯を残す治療手法を適用してくれた。

私は10歳頃、数ヵ所の歯槽膿漏に悩まされた。しかし歯科医院で麻酔が効かないまま抜歯されて

以後、歯科医院へは行かずに我慢した。当時食糧不足から砂糖菓子類をほとんど口にせず、15歳から牛乳を毎日２本飲んだせいか、歯槽膿漏は３年くらいで自然に治癒した。その後虫歯はできなかったが、55歳の時に全面的な歯石の沈着と歯肉の後退、それに伴う歯を支えるあご骨の後退、及び軽い歯槽膿漏を指摘された。思えば永年、朝晩の歯磨き以外、歯石の沈着に配慮していなかった。その後５ヵ月間、30数回に分けて歯石を除去してもらった。しかし一旦後退した歯肉やあご骨の後退は元に戻らず、歯の寿命を縮めていた。早期に歯石を除去すべきだったと悔やまれる。

60歳の時、左上の第１大臼歯の歯ぐきが腫れてかなり痛んだ。

〈医師の対応〉

歯ぐき内部の歯石による炎症との診断で、簡単な歯のコーティングで治癒した。１年後にも同じ歯に同じ症状が発症、同じ治療法で治癒した。その時、歯科衛生士は、歯ぐき深部の虫歯の可能性があり、次はその部分の切開治療が必要であろうと言った。さらにその１年後、同じ歯ぐきが大きく腫れ、歯が少し動くほどに悪化した。医師（前回と違う若い医師）の治療方針は、腫れと痛みを止めるだけのものであった。歯根部の骨が侵されているので、次に悪化した場合は抜歯になるという。

〈自己対処法〉

私は前回、歯科衛生士（年配の医師の良心的な治療方法を体得）に聞いていた、虫歯のある歯ぐき深部の切開治療を要請した。

若い医師はその要請に戸惑った様子であったが、歯科衛生士の意見を聞き、その後私の要請に応じた。良医の伝統は残ったのだ。これがもし妻がかかっていた奈良市内O歯科医院であったなら、私の要請は無視されていただろう。歯ぐき切開の結果歯の深部に虫歯によるくぼみができていた。3本の歯根のうち1本は傷んでいたが、虫歯の部分を削ることでポケットがなくなったため、痛みと動きが治まり、今後数年間はその歯は使える見通しとなった。反省されるのは、1年前にこれを要請しておれば、歯根の傷みも少なかっただろうということだ。半年後、妻も同じ経過で同様の治療を受けた。

なお、20歳の時相撲で前歯を1本ぐらつかせ、11年後に抜歯したが、ぐらついた直後に両隣の歯に固定していたら、その歯は動かなくなって、10数年後の抜歯は避けられたものと思われ、反省される。

〈55歳以後に行っている歯の衛生管理法〉

①毎食事直後の歯磨き励行、半年ごとの歯科医院での歯石の除去。

②歯周病予防練り歯磨き、口腔殺菌用デンタルリンスの使用。
③超音波歯ブラシによる歯ぐきの血行促進。
④歯ブラシは、歯ぐきのすき間用の毛先の細いもの、固くて短い奥歯用のものを併用。
⑤１日２回高圧パルス水で歯を洗浄するピグを使用し、歯間の洗浄、歯ぐきのマッサージを行う。
⑥毛細血管の活性化に有効とされるビタミンC、Eの服用。
⑦歯ぐきに悪影響をもたらす過労、アルコール類の多量摂取や砂糖、チョコレート、ブドウ果汁等の口中滞留を避ける。
⑧虫歯や歯槽膿漏の予防に役立つキシリトール等含有のガムなどは積極的に利用。

その２　歯科インプラント治療　〔66歳〕

65歳時に左上奥歯の歯根部虫歯を治療してもらったが不十分で、１年後歯が浮きはじめた。医師は抜歯以外に治療法はないとの診断。但し、看護師の話では、早期の適切な歯根治療で、抜歯を防ぐ事もあるとのこと。

そこで抜歯以外の治療法を探し、梅田のインプラント先駆医、O歯科で、歯の切削１年の延命処置を受けた。その後歯が再度浮きはじめ、X線検査の結果前歯の下３本、上２本（これらは20代の時相撲で傷めた部分）と奥歯1本の歯根が傷んでいて、ブリッジ又はインプラント以外に治療法がないと診断された。

〈医師の対応〉

ブリッジ法は両側の支持歯が傷む傾向があるため、健康保険の適用外となるインプラント法の見積もりをとると、基本料25万円が2回計上されていた。（分割治療）

これを1回治療に変更することを交渉の結果、25万円節約できた。手術時間2時間、全治療期間は6ヵ月近くかかったが、自然の歯とほとんど変わらない状態に修復できた。以来、19年間異常なし。

伝聞によると、アメリカ修行の院長に治療費を下げさせたのは、前代未聞の由。

〈留意点〉

①歯のインプラント治療を受けると、頭部ＭＲＩ検査時にその周辺部が金属の影響で白く写り、脳、頚動脈の瘤などの検出が不可能になるのでその予防が肝要となる。

また、インプラント治療を受けた方の一部に、骨に直接埋め込むチタンが緩んで外れた事例があり、信頼性の高い医院を選ぶことが肝要となる。私の場合、19年間無事に経過。妻も同歯科医でインプラント治療を受けた。妻はチタンを埋め込む下顎の骨が弱っていたので、骨を部分的に再生させる手法を含めた処置が順調に推移し、治療に成功した。但し手術後１週間位は下顎がかなり腫れていた。以後19年間２人とも順調に推移。

②歯科医で指摘された、歯の異常な磨り減りの原因が、食後すぐの歯磨き、特に水圧ピグにある事がテレビ放映で判明。食事直後の口内酸性度が高い状態での磨耗し易い歯磨き方法を変更。それまでの「食後３分以内、１日３回」から、食後お茶で口内をすすぎ、30分後、お茶と唾液によるアルカリ性への変化を待ってから歯磨きをする方法に変えた。歯磨きコマーシャルが間違いのもと。

尚、歯磨き終了後に口をすすがない方が、フッ素による歯の保護には良いとＮＨＫで放映された。

尚、年２回程度の歯のメンテナンスは極めて重要。

2．皮膚のシミ、ホクロの崩れと腫れ〔63歳、65歳、妻59歳〕

――ガン前駆症の可能性、遠赤外線の温熱で自己治療――

私が63歳の時、右手の甲と、左の頬に直径４㎜程度の潰瘍が現われ、２ヵ月以上治らなかった。ニキビは３日以内に治ることを知っていたので、私はこの治らない潰瘍にガン前駆症の可能性を疑った。義兄Nが、肝臓ガンで死亡する数年前、顔面の潰瘍が検査でガン性との診断を受けていたからだ。そして65歳の時右足の甲が直径１㎝くらい変色して盛り上がり、靴を履くと痛んだ。また、妻の場合、右腕に直径４㎝くらいのシミが、他の部分と異なり色が濃く、その外側５㎜くらいの広い範囲まで少し硬くなり、盛り上がった。私はこれもガンの前駆症の可能性を疑った。

〈医師の対応〉

ガンの解説書では、皮膚のガン前駆症の場合、患部を不用意に傷つけると、本物のガンに転化することがあるという。そこで私たちは皮膚の一部を取り出すことによるガンの活性化を恐れて、病院での組織検査を受けなかった。

〈自己対処法〉

潰瘍がガンの前駆症か否か、いずれでも快方に向かう治療方法がないか検討し、思いついたのが肩こりなどに用いる遠赤外線治療器の患部照射だった。温熱療法である。ガン細胞は50度以上の高温では増殖できず破壊されるが、患部がガン以外の腫瘍であった場合も、それは快方に向かうと考えた。仮に医師の診察を受けても、多分私の考えている遠赤外線治療法は無視され、組織検査のため皮膚の一部を切り取られるだろう。遠赤外線治療器は、目や脳への悪影響を考慮して、顔面への使用は禁止されている。

そこで私は厚紙の袋の、頬の患部付近に相当する場所に20㎜くらいの丸い穴を開け、他の部分には遠赤外線を防ぐため何枚もの厚紙を内張りした。そしてこの袋を被って遠赤外線を照射した。距離約10㎝、推定50度の熱さが我慢できる範囲で強めの照射をした。1回10分で1日2回を12日間続けた。

結果は跡形もなく治癒した。また、妻の右腕の腫れたシミも同じ方法で治癒した（距離10㎝、1回10分で1日2回、12日間）。私の右足の甲も治癒した（距離15㎝、1回10分、3日間）。

〈留意点〉

①遠赤外線治療器は顔面への使用を禁止しているので、自己責任で、目や脳への悪影響を避ける十分な遮蔽が必要である。遠赤外線は少しくらいの布や紙は透過する。

②普通、高齢化するほど全身にシミ、ソバカスが増え、それが次第に大きく、色も濃くなることが多い。しかし、それらが厚みを増して盛り上がる前なら、上記の治療を行うまでもなく、ビタミンC錠の服用でその色は大幅に薄くなる。私の場合、海水浴でできた肩部分の沢山のソバカスが、ビタミンC錠２０００（皇漢堂製薬）を２０００㎎／日の摂取1年くらいで、その色が3分の1以下に薄くなった。総合ビタミン服用の効果もあってか、私も妻も手足のシミ、ソバカスの数は、平均的な人と比べるとかなり少ない。それは老化度の指標とも思える。

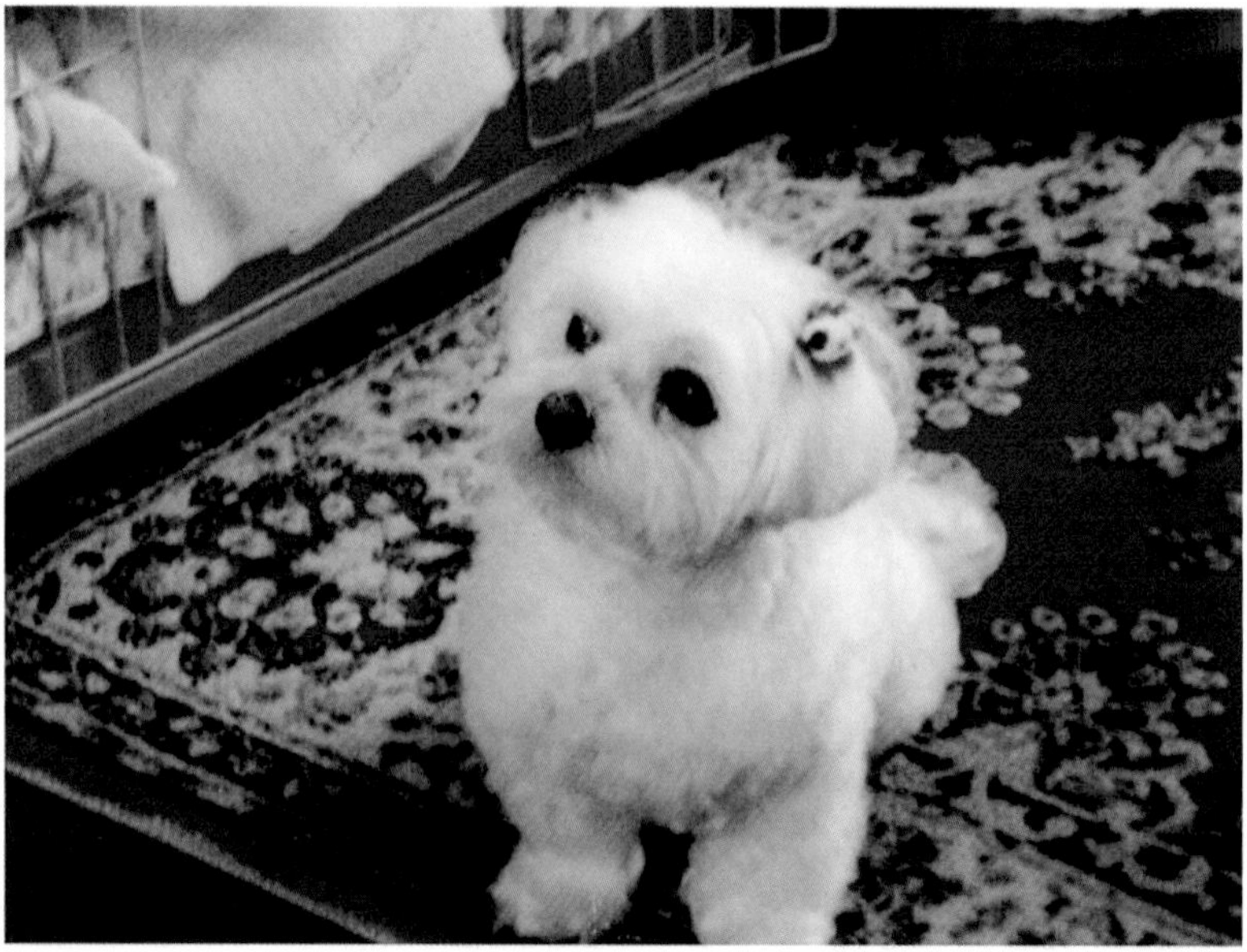

天真爛漫　Y.マリ

③私は子供の頃から左耳よりの顔面に直径４㎜位のホクロがあった。それが60歳を過ぎる頃から膨らみはじめ、67歳には厚みが２㎜を超えたので、皮膚科の診察を受け、レーザーによる除去手術を受けた。組織検査の結果は良性で、後遺症は全くなかった。

その機会に顔面のシミ３ヶ所をレーザー法と液体窒素法で除去してもらった。但しシミの除去は健康保険適用対象外。いずれも１カ所当り10秒以内の短時間で治療でき、後遺症もない。

④70歳以後に胴の前後に４㎜のエボができたが、市販のイボコロリにより、１週間で２㎜位に縮小した。

⑤水泳が好きな私は海へも行く。60歳過ぎに

は日焼け止めにシャツを着用。日焼け防止クリームを塗っても、胸元Ｖ形に紫外線による小じわを生じた。高齢者の抵抗力低下。

３．皮膚の異常発疹、できもの〔長姉68歳頃、他〕
――医師が診断できず。本人らの努力で治癒――

長姉Ｎは58歳頃、知人Ｋ氏も68歳頃全身の異常発疹、できもので皮膚科医師の診察、治療を受けた。

〈医師の対応〉

両名共、１年くらい、病名、原因が分からず、全く治療が進まなかった。

〈自己対処法〉

苦し紛れに本人と家族とが皮膚障害の原因を調べるうち、長姉はソバアレルギー、Ｋ氏は便の腸内長時間滞留を疑い、対処の結果完治した。なお、Ｋ氏は漢方医に相談し、腸内浄化用の漢方薬を服用して、コールタール様の宿便が出て治ったという。

〈留意点〉

○皮膚科の医師がソバアレルギーや宿便の弊害で重大な皮膚障害を起こす事実を知らないなど、異常事態と思われる。

4. 陰のうの痒み〔45歳頃〕

――医師は原因、治療法示さず。自己療法確立――

私は20歳頃からずっと陰のうに痒みをおぼえていた。45歳頃に皮膚科医師の診察を受けた。

〈医師の対応〉

陰のうは高年齢者が痒いのは普通で、痒み止めの薬を塗ればよいと言い、薬の紹介もしない。医師の細菌特別検査の提案は拒否した。

〈自己対処法〉

①表皮にシワがあり、汗が蒸発せず、常時希塩水で湿った状態で風通りが悪いので、痒みとなる。

［極力薄着、解放して風通りを良くし、湿り気は洗浄、ウエットティッシュで除く。シッカロールも有効］

②表皮のシワは血行を悪くしているので、老廃物のため痒くなる。

［血行促進には風呂が有効。タワシでのブラッシングは有効かつ壮快］
③温度、湿度共に細菌類の繁殖に最適環境。
［市販の殺菌兼痒み止めクリームをテストの結果、ベトネベート（第一製薬）が奏効、反作用もない。しかしステロイド系のためか、３年連用で足裏の皮が荒れ皮膚が黒化。このため今ではそれを止め、毎日入浴時にタワシで洗う］

〈留意点〉
①皮膚科の医師が、適切な痒み止め市販薬を教えてくれないのは不可解だ。
②以前、他にも効き目の良い薬があったが発売停止になった。ちなみに薬価の下がった汎用品は発売停止とし、類似品を別名として価格を上げて売ることもあるやに聞く（喘息用オーホニンもその例ではないかと疑っている）。
③パンツに木綿等の吸水、放散性の良い袋を取り付け、陰のうを常時そこに納め、陰のうと脚の皮膚とが触れねば乾燥状態が保ちやすい。
④陰のうは元来放熱器の機能を負うので常に大気中露出が自然の姿だ（かつて息子にそれを見つけられ、品位を疑われた実績あり。実行には周囲への配慮を要する）。

5．中耳炎〔20歳、22歳、長男10歳〕

——痛みに閉口。予防可能——

2回共、流行性感冒感染の末に中耳炎にかかった。鼓膜内側の膿の圧力で耳が大変痛い。長男が発症したのは夜10時頃で、耳鼻科医院の開業までの10数時間、痛みに泣き明かした。その予防の必要性を痛感した。

〈医師の対応〉

治療法は、鼓膜にメスで穴を開け（この時も痛い）膿を排出し、化膿止めの内服薬を飲む。

〈医師の支持した予防法〉

①風邪をひかないように予防する。

②風邪をひいたときには、鼻を強くかまないこと。

〈自己対処法〉

数年後、風邪をひいた。そして中耳炎にかからないよう次のように対処した。

①早めに風邪薬を飲み、安静にしてその悪化を防ぐ。

②ビタミン剤、特にC及び免疫活性化健康食品の摂取。

③寝る時水平の姿勢を避け、積み上げた布団に身を持たせかけ斜めの姿勢で寝る（頭の位置が低いと中耳が化膿しやすい）。
これらの手法が奏功し、中耳炎にはかからなかった。以後43年間この手法は成功し、発症していない。

6．メニエール病（めまい）〔長姉38歳、妻の叔父62歳頃〕
――医師治療不可能。海外で簡便治療法開発――

長姉Nも、妻の叔父もメニエール病（めまい）は突発的に発症した。叔父は車の運転中で危険な状態になった。

〈医師の対応〉

医師の治療を受けても、めまいに対する即効性はなく、1年以上めまいに苦しんだ。実態は自然に症状が軽くなるのを待つ状態だった。医療書を読んでも、治療方法は書かれていない。

〈自己の対応〉

上記の発症時には、まだ海外の簡便な治療法を私は知らなかったが（平成15年テレビ放映）、その概要は次の通り。
①メニエール病の原因は、内耳の蝸牛の中に結石状の物体があるため（生成または剥離）。
②治療の主眼は、その結石をらせん状の蝸牛の、細い方から太い方へ、引力を利用して導き、中耳へ排出すること。
③排出方法は、患者を上向きに寝かせ、数分間でめまいが治まってから、次に横向きに、続いて起き上がる。こうした頭部の順次回転運動によって、結石を順次引力を利用して移動させ、中耳へ排出できれば、めまいは治まるというもの。
④頭部の回転要領は簡単ではないが、自分一人で簡単に治療を試すことができる点が大きな長所。
⑤原因とその対策は、極めて単純明快かつ常識的で、テレビの放映数年前には、耳鼻科医師であれば知っているはずなのに、現実には治療をしてもらえなかった人が大変多いと思われる。

７．近視、乱視、老眼と近眼手術〔20～65歳、妻40～61歳、二男31歳〕
――ビタミンE、ＥＰＡ等の服用で、メガネなしの生活――

〈仮性近視〉

私は20歳の時、視力が突然１・２から０・７に低下したことがあった。前後の環境と食物を調べた結果、マーガリンの多食が原因と分かり、その摂取を止めると、３日目には視力が元に戻った。何度か同じことを繰り返したが、結果は同じだった。因果関係の細部は不明。

〈近視、乱視〉

私も妻も40歳頃から視力が低下し、軽い近視と乱視で視力が０・５くらいとなった。私たちの対応策を次に示す。

①ビタミンＥ１００㎎のカプセルを１日２錠服用。
②ＥＰＡ及びアリナミンＡを１日各２錠服用。
③小文字をメガネなしで読む訓練をする（私は60歳まで仕事上２㎜くらいの小文字を毎日メガネなしで読んでいた）。
④暗い場所、長時間読書の時にはメガネを使用するが、その時間は最小限度とする。

⑤日常生活はメガネなしで行い、遠いところを見ることを習慣付ける。
私たちは老眼はなく、針に糸を通したり、テレビ番組の予約もメガネなしでできる。
私の運転免許証は50歳時、現在メガネ不要。
81歳時点での視力は0・5に低下。但し、薬箱の細字はメガネなしでも読める。ビタミンE摂取の成果で未だに老眼の傾向はない。しかし50歳時、右目の一部に白内障の傾向が指摘されているが、83歳時の症状は極少。

〈近視の手術による治療〉

二男は13歳の時視力0・1の強度の近視となり、視力回復センターでも回復しなかった。コンタクトレンズを使用し、31歳の時にK眼科（東京）で進歩したレーザー手術（LASIK）を受け、ほぼ1・0の視力を回復した（自分の角膜を生かす手術方法）。治療費約67万円。39歳時、右目視力大幅低下。

〈留意点〉

○昭和30年代、私は仕事でバイクに乗っていて、よく目に粉塵が入り、眼科通いが多かった。角膜に付着した粉塵の除去は簡単に済んだが、その都度10日間くらいは結膜炎の傾向があるからと、私が抗議するまで通院を強制された（大阪市内H眼科）。

８．インポテンツの発症と治療〔60～63歳〕
――原因の究明と対策、自己治療法――

60歳の時、突然完全なインポテンツとなった。これは平均より大幅に下回る状態とみられ、明確な理由を追及した。その結果、溶剤入り防水用シリコンの大量使用が疑われた。自宅の外壁継目延長１００ｍ分の補修を５日間かけ、直接指で施工した。シリコン容器には、その溶剤を吸い込んだり、皮膚に接触してはいけない旨の表示はあるが、仕上がりの確実性から裸指を使った。シリコン中の溶剤を、直接呼吸器と、手の皮膚から体内へ取り込んだ結果神経系統を侵され、インポテンツを起こしたものと思われる。シンナー障害と類似だ。

〈自己対処法〉

溶剤類の体内への取り込みを避ける。次に市販の精力剤を種々試用したが、ほとんど効果がなかった。続いて効果の実証されているものをテストした。午前０時に飲用し、午前６時に効果を確認した。米国のゲーリー・ロス医学博士等の研究結果によると、その最も大きな原因が体内のテストステローン濃度の低下にあり、それは一般に高齢化に伴って低下する。また、１日のうちでは午前０時から午前７時にかけて直線的に約２倍に上昇する。それには亜鉛の補給が欠かせないという。

私が2年かかり得た結論は次の通り。

1	マカ（南米産根菜）	12粒／回	（AFC）
2	ローヤルゼリー	2粒／回	（AFC）
3	にんにく&カプサイシン500	2粒／回	（エス・エム・シー）

［備考　亜鉛は総合ビタミン、ミネラル剤として朝食、夕食後に服用］

右記によって、朝立ちは60歳以前と同等に戻ることができた。

なお、これらの健康食品は、かねてから模索していた老化防止用補助食品と一致し一石二鳥でもある。老化防止に不可欠なナイアシン（ニコチン酸）、パントテン酸（コエンザイムAに含有）、カルシウム、葉酸、ベータカロチン、ビタミンB12、ビタミンEを含有している（ただし、チオクト酸はらっきょうに含有）。また、バイアグラの効果は満腹時を除いて顕著であるが、副作用に未知の部分があり、体力増進や老化防止などの保健上の利点がないと思われることから、その使用は自ずと限定される。

〈留意点〉

○各種サプリメント、漢方薬、健康食品等は個人の体質、腸内細菌によって吸収率、効果に差異を生ずる。

９．脱毛（ハゲ）、白髪〔45歳以後〕
——自己流で頭髪の温存に奏効——

45歳を過ぎる頃から額の禿げ上がりと白髪が進行し、それを少しでも遅らせようと次のことを実行した。

〈自己対処法〉（現在）

①総合ビタミン、ミネラル剤の服用（20歳より継続）。
②毎朝のブラシ叩きによる頭皮の血行促進。
③コンブ類の常食。
④毛生え薬の常用（リアップ2年、ＲＯＧＡＩＮＥ半年）。
⑤脂肪類の多食を避ける（フケの予防）。

⑥頭部が蒸れるような帽子を被らない。
⑦洗髪の時、頭皮を強く擦らない。ドライヤーの熱風も当てない（毛根の過熱防止）。
⑧発毛剤のリアップ（ミノキシジル0・1％）、ＲＯＧＡＩＮＥ（ミノキシジル1％）、ＫＩＲＫＬＡＮＤなどを65歳から5年間使用したが、発毛効果はほとんどみられず、頭皮が荒れてかゆみが出たので、それらの使用を止めた。

代わりにヘアスタイルを変えて頭頂部ハゲをクリアした。頭髪は側頭部、後頭部は豊富なので、それらを前に回し、頭頂部のハゲをカバーしている。

現状は白髪が少なく、髪は前にといているためか、実年齢より10歳くらい若く見える。①が奏効顕著と思われる。なお、毛生え薬の使用期間中には、頭髪の変化が少ないことを思うと、若干効き目があるようだ。

10．内痔核の肥大で糞詰まり〔38歳頃〕
――医師は終生薬漬けか手術を勧める。辞退して自己管理――

私は15歳頃から内痔核（いぼ痔）があった。排便時にいきむと痔核が脱出し、排便後に腸を吸い込むと元に戻った。しかしそれは日常生活には支障がなかったので、その後20年余り放置していた。38歳の頃、夜間作業が続き、酒を飲む機会も多かったせいか、急に痔核が大きくなった。硬めの大便が排泄できなくなり、耐えきれず奈良市内のN外科病院で医師の診察を受けた。

〈医師の対応〉

触診の結果、悪性ではなかったが痔核の腫れが大きいので、座薬を挿入し、痔核収縮用の飲み薬を処方されて服用した。症状は、丸１日で改善して通便した。その後２週間、座薬の使用と飲み薬による治療を続けた。幸い痔核は縮小し、ほぼ元の大きさに戻った。

ところが、２週間日の就業中体調に異変が起こった。今まで経験したことのない強い眠気と身体のだるさで座っていることもできず、横になって仮眠した。しかし2時間の仮眠でも眠気は取れず、不快感も残った。翌日外科の医師に相談すると、その症状は痔核を縮小させるため（毛細血管収縮用）の飲み薬の副作用で、避けられないと説明があった。そして、今後の私に対して次のような３つの選択肢を示した。

①飲み薬の副作用を我慢して今の治療を続ける。

②手術をして痔核を取り除く。ただこの場合は、下痢をした時に肛門の緩みによる漏れの可能性があること。

③薬を中止して、痔核の大きくなった時に病院に駆け込む。

3つとも苦しい選択肢であった。特に①の飲み薬の副作用は、強い脱力感に襲われて選択できない。私の判断では、痔核を縮小させる飲み薬は、脳の血管をも収縮させて脳内血行を阻害し、脳の酸素不足に伴う副作用を引き起こすと思われる（一酸化炭素中毒と同じ症状）。

〈自己対処法〉

私は薬の副作用も、手術の後遺症も恐れ、次のような痔核の自然治癒法を模索し、実践した。

①長時間座業の時は、30分以内に歩き、または姿勢を変え、肛門の血流を確保する。
②ビタミンEを摂り、毛細血管の血行を良くする。
③酒類の飲用を減らす（飲酒は経験上、悪影響）。
④肛門は冷やさず、温める。
⑤洋式の温水洗浄便器の常用。
⑥サツマイモの常食（軟便、快便に有効、安納イモが有効、金時系は不適当）
⑦朝の大便は2回する（1回目起床時、2回目朝食後。いきまずに済む）。

右記を実践して20余年座薬の使用もなく再発もなかった。今では痔核は意識していない。特にウォッシュレットの効果は大きかったようだ。私は医師の示した選択肢の他、自己流の治療法を編み出し、薬や手術の副作用もなく、経済的に健康を回復できた。

〈留意点〉

①医師は患者に自己治療の手法も参考に提示すべきと思う。
②中国雲南省旅行の時、激しい下痢に襲われた際にも、衣服を汚さず無事であった。前回の西安への旅で、大人用のオシメを持参しながら、下痢に大変苦慮していた高齢者がおられた。
③２人の知人は、痔核から大きな脂肪の塊を手術で切除してもらい、快適な生活に戻れた。手術が良い結果をもたらすこともある。

11．声帯のポリープ手術〔二男31歳〕
――手術後の状況に個人差――

二男が大声発声訓練を受けていた頃、声帯にポリープが見つかり手術を受けた。経過は順調である。声帯のポリープ手術は難しく、普通の生活者には手術は不要という。
手術を受けたベテラン歌手、故藤山一郎氏は順調に永年活躍され、故淡谷のり子さんはそれを意識して低音を生かした歌手を指向したのだという。

12．白内障手術　〔二姉71歳〕と海外治療用点眼薬試用　〔80歳〕

――初期白内障の治療に、点眼薬試用の手法に疑問あり――

現在白内障の手術による治療技術は非常に向上し、濁った水晶体を人工物に置き換える手法が短時間で安全に行われる。姉もほとんど後遺症はないと言う。

私の場合、80歳時、右眼中心部に角膜の傷と思える若干の視力低下がみられ白内障診断。

〈自己対処法〉

インターネット検索により、初期の白内障治療用点眼薬「Ｃａｎ－ｃ」がロシアで開発され、これを個人輸入できるとあったので、５㎖入りを４本購入し、約３ヵ月間毎朝夕点眼した。又念のため角膜修復成分入りの点眼薬を併用した結果、症状は変わらず。但し、この点眼薬は日本では認可されておらず、全て自己責任で行う必要がある。

13．三叉神経痛～うつ病　〔姪45歳〕
――歯痛と紛らわしい、三叉神経痛――

姪は当初激しい歯痛で歯科医の診察を受けたが、特別の異常が見つからなかった。しかし痛みは治まらず、激しさと頻度を増し、夜も寝られなくなり、やがて外出や人との接触も避けるようになって、「うつ病」の外見を呈し、姉から対処法の相談があった。

〈自己対処法〉

私から直接本人に状況を聞くと、不眠の原因となる痛みは歯よりも下の歯茎部にあることが分かり、医療書を見ると三叉神経痛と思われた。治療法は顔面横の三叉神経を圧迫する動脈との間にクッションとしてスポンジを入れる外科的手法があるが、特殊な手術でそれが可能な医師は日本に一人と聞いていて、その手術を受けるのは容易ではない。

そこで三叉神経痛専門の漢方医を調べ、受診を勧めた。治療に入ると、やがて口内の痛みは和らぎ、不眠、更にうつの症状も薄れ、普通の生活の戻ることができた。

〈留意点〉

歯科医の中には、三叉神経痛の患者に対し、抜歯をする人もいると聞く。素人の私が医療書で判断できることを誤診するなど考えられないことで、注意すべきだ。
また歯茎が激しく痛み、不眠が永く続くと「うつ」の症状がでるのは当然だと思われるので、常に常識を働かせる必要がある。

14．睡眠中無呼吸症候群〔～69歳〕
――横向き就寝で、無呼吸症状解消――

私は10歳以前からかなりのイビキを掻いていた。69歳時、睡眠中あまりに口が渇くので、近くの耳鼻咽喉科で受診し、無呼吸状況を2夜連続で、自動記録装置を装着して測定した。第1夜は上向き就寝で、平均1時間50回、1回当り43秒の無呼吸がほぼ一晩中続いた。第2夜は横向き就寝で、ほとんど無呼吸状態なし。

〈医師の対応〉

当初医師は第1夜の極度の無呼吸症候群部分のみを記録装置から取り出してグラフ化し、私に提示した。私は簡単な手術で完全に治る期待を持っていたが、医師は手術の難度の高さや不確実性を話し、対処法としては気道陽圧法（ＣＰＡＰ）を健康保険適用、1ヵ月5千円の自己負担で生涯使うことを勧めた。但しこれは治療ではなく、就寝時に顔面密着の防毒マスク様電動式強制呼吸機を装着するもの。この時医師は横向き就寝時の正常な呼吸記録を無視して、グラフ化しなかった。

〈自己対処法〉

私はＣＰＡＰを見て生命維持装置を連想し、この暑苦しそうな装置を今後数十年使用することに抵抗を感じた。インターネットでその使用実績を見ると、夏季、暑さのため就寝中に無意識にマスクを外す人もかなりあることが分かった。

思案の末、もう一度就寝時の測定をお願いし、横向き就寝だけの記録を提出した。その結果ほとんど無呼吸状態はみられなかったので、今後は横向きに寝ることにして、無言の医師を後に無治療のまま無事医院を退出することに成功した。

尚、横向き就寝には抱き枕２個使用の他、上向きになった時に自動的に警報ブザーが鳴るキャップを作り、しばらくの間着用した。腰裏や背にバッグを付けて寝る手法もある。

また、イビキ改善方法としては、舌を長く露出して、上下左右に動かす運動が効果ありと聞き、実行している。安楽椅子の姿勢でもイビキはかかなくなった。

〈頭部姿勢警報キャップは知的所有権登録済み〉

〈留意点〉

私は就寝時上向きと横向きとでは、イビキが随分異なることを承知していたので、わざわざ2夜異なる姿勢で就寝測定したところ、医師は健全な第2夜の記録は事情聴取もグラフ化もせずに黙殺し、第1夜の悪いデータのみをグラフ化して提示し、CPAP装置の有料貸付を勧めた。

医師の対応に対して、自己の意志を表示することの重要性を改めて感じた。

15．尿道狭窄、前立腺腫瘍PSA値が基準値4越える〔74歳〕

――前立腺ガンはPSA値検査で予防可能――

尿道狭窄は高齢者から耳にする症状で、日常生活にほとんど不便はない。しかし前立腺腫瘍マーカー4以下が正常値で、これ以上に上昇するとガン化が疑われる。そこで私は最悪のケースを予防する手法を検索した。

〈診察、治療〉

74～81歳　枚方市民病院　生検はガン疑い。骨シンチグラフ正常。ガン細胞不検出。

ホルモン療法（2年半毎）。7年間CT検査なし〈遠くても名医を選択〉

82～83歳　西奈良中央病院〈症状安定化で近所へ〉毎年ＣＴ、超音波エコー検査。毎年のＣＴ検査を減らす要請を許諾。〈放射線被曝減少と医療費低減〉

〈自己対処法〉

①古くから伝承されている健康補助食品の「ノコギリヤシエキス」を服用。

②体験者の語る改善手法の励行。
あぐらをかき、両足裏を合わせ、両膝を上下に数十回揺らす、１日２回。４年で尿道狭窄治癒。

③ガンに対する免疫力向上に寄与し、実績ありとされる玄米食の採用。

④74歳でＰＳＡ値が10を越え、専門病院で前立腺10本の生検を受け、擬似ガン細胞検出。ホルモン療法に入る。２年毎に３ヵ月間薬を服用し、マーカー値を１以下に下げる。この手法、２年半サイクルの繰り返しで現在に至る。副作用、自律神経失調は休薬期をも含むフラッシング（発汗）で、種々対処法を試すも効能なく放置。
将来マーカー値が下がらなくなった場合には、小線源療法を採用の予定。

⑤75歳で発作性頻脈（２倍速）を発症した原因に、上記のホルモン療法の自律神経失調が原因かと疑う。

〈留意点〉

高齢男性の前立腺患者は身近に多く、ＰＳＡ高値で早期治療に入れば予防可能、お勧め。

但し、友人Ｋ氏の場合、ＰＳＡ10を超えて余命＊年と言われ、放射線治療法の説明もなく、暗い先行きを匂わせた医師もあるが、患者の治療への自信も大切。

16．妄想、幻覚 〔義兄77歳〕
——医院で対処不可、漢方薬、抑肝散で快方へ——

義兄は若年時焼酎を好み、また小さな脳内出血も自覚症状がないまま、自然治癒していた。退職後、愛犬を亡くしてから運動量が減り、腰痛から更に歩行不自由に至った。

77歳頃、昼寝のせいか、夜間不眠となり、幻覚、妄想の症状が出るようになった。

私はネット検索で、幻覚、妄想には「抑肝散」が有効とみて、これを勧めた。

〈医師の対応〉

専門病院で受診の結果、処方されたのが「抑肝散加陳皮半夏」で、服用開始後、２週間で症状は大幅に改善した。

〈留意点〉

過去の一般の医科大学では、東洋医学、漢方薬は基本的に教育内容に含まれず、従ってほとんどの医師は漢方薬を治療に適用しない。しかし現在では東洋医学を医科大学でも教育する傾向にあり、またその予防的側面と漢方薬の副作用の少ない有効な治療実績データ集積が進み、健康保険適用の薬もあることから、漢方薬の治療への適用が増えつつある。従って患者自身が漢方薬の知識を持ち、場合によっては医師にそれを提言する必要がある。

＊厚生労働省の医薬承認の条件に、単成分による、単症状に対する二重盲検手法が原則と聞いた記憶があるが、薬効高い漢方薬は、複合成分による複合症状対応なので、万能薬スネークパウダーの発売禁止を含め、承認基準に問題ありと提言したい。

また、運動不足は身体能力低下に止まらず、頭脳活動の劣化を引き起こすので、最低週１回の筋力トレーニングと対話を実践するべきだ。権威あるヨーロッパでの永年のデータによると、トレーニングと対話の併用で認知症発症率が二十四分の一に減少する。

＊完全介護施設に入所して、認知症発症リスクが高まる場合もある事を知るべきだ。

17．認知症、老化症状　〔義母89歳〕

――善意の省力化が導く認知症――

義母は、二人共小学校教師の娘夫婦と30年以上同居し、家事と3人の孫の世話を続けてきた。それまでは数百キロ遠隔地の実家近くで事務の仕事を30年近く勤めてきた。体は至って健康で、ほとんど病気とは無縁の生活だった。

しかし、孫達が社会人として自立した時、娘夫婦が母の高齢化をいたわって、買い物、洗濯、掃除、料理などの負担を一切なくした。母は実家の親族やかつての職場仲間とは遠隔地の関係で交渉がほとんどなくなっていた。また娘夫婦が数回転宅し、その間3人の孫の世話で和裁、農作など自分の趣味、才能を生かす環境でもなかった。更に近所付き合いもなく過ごしてきた。

こうして忙しかった一家の家事一切から急に解放されて数年後、自分独りを残して外出する娘の後を追うようになった。娘が鍵を掛けても、中から鍵を開けて追いかけるなど独りでの生活が出来なくなった。やむなく認知症介護施設で天寿百歳までお世話になった。

〈留意点〉

数十年前を思うと、当時、ほとんどの高齢者は軽い農作業、家事、家業の手伝い、孫の世話などを生涯分担して、実際に手足を動かし、頭も働かせていた。

結局人間は心身を働かせないと、自ずと退化することが明確となったので、例え善意からにせよ、高齢者を無為な環境に追い込むことは避ける必要がある。

近在のIさんの例では、一人息子家族が、母親を街中の新築家屋での独り住まい状態に残したまま遠隔地勤務を続けたために、認知症を発症した。近所に話し相手となる旧知の高齢者がいなかったことも原因の一つと思われる。


認知症予防の要点。
①脳細胞の血流確保(脳細胞の血管、神経維持に、シナモン、ビタミンB群、ＥＰＡ摂取)。
②全身の血管壁維持と血流確保(筋肉トレーニング、ウオーキングと玉葱、牛乳摂取)
③生活習慣病予防(血圧、血糖値、コレステロール値管理と免疫力向上にキトサン摂取)
④趣味に沿った多様な人々、社会との交流、世話役と建設的会話。
⑤払暁のヒラメキを活用した創作活動(趣味の創作、絵画工芸陶芸、発明物創りなど)
⑥二人の姉は85歳以後、一時記憶の能力が低下、同じ内容の電話を再度掛けてくる。昔の記憶は衰えない。これは一般的な老化現象と理解し、周囲もそれに合わせる生活態度で臨む必要がある。
原因は大脳辺縁部の血流低下らしいので、シナモンで毛細血管の退化を遅らせ、アリナミン等で

ビタミンB群の補給がその改善策と思うが、本人がそれを忘れるのには閉口する。
＊更に老化現象を医者に訴えれば、治療してもらえると思い込むが、医師に老化現象に対処するマニュアルがない、結局各自が自覚して老化以前から自己管理することが肝要。
⑧義弟は、その義母の介護を5年以上自宅で行っていたが、排泄物を自宅中に撒かれて非常に苦労した。

第５章　精神面での健康の確保

１．乳幼児期のしつけが基礎、自己管理は青年期以後

〈しつけの基本原則〉

過去数十年間の私の経験を総括してみると、人間の精神的な働きの仕組みは、Ｓ・フロイトの３重構造の分析が正しい。これらが正しく機能して初めて健康な精神生活ができる。私見を加えて次に示す。

①イド（ＩＤ）＝本能（リビドー＝自己生存衝動、性衝動）エネルギーの源泉＝生来的な動機の傾向と主体。

・すべての生物が種の保存のために、生まれながらにしてもつ心の核。

・これを抑制なしに発動すると、「殺人、強姦、窃盗、暴力」となり、社会的生活ができない。

②自我＝現実の行動を生み出す心。社会生活の基本になるもの。
・イド（本能）と超自我とを、現実の場面に適合するように調整する心の衣。
③超自我＝両親、家族、社会から植え付けられる道徳律、良心。
・自我を監視、批判、禁止する心の監督（乳幼児期にスキンシップ方式で両親から厳しく調教されるのが原則）。

心の働きの元をなす右記の3ポイントは、〃三つ子の魂、百まで〃と言われるように、4歳頃までに形成される。従って、人の子は、生まれてすぐ乳幼児期に、スキンシップを伴う愛情と共に、道徳律（超自我）を幼児の身体へ叩き込む必要がある。理屈で教えるのではなく、動物的調教（身体で憶える）が肝要である。スキンシップは動物が実行している自然の摂理で、人間の子はこれを欠くと情緒不安定となり、人間生活の基本となる愛情が育たない。

昔は家族に両親、祖父母、兄弟、近隣の人たちが相補ってそれを実行していた。しかし現在では核家族化し、ときには両親共働きで、この人間の精神の基本となる超自我の形成ができていない子が生じている。その子の自我はイド（本能）のままに動かされて、社会人生活ができない。私の子供が野生の犬、猫を拾ってきたことがあるが、どちらも最後まで人間に反抗的で、なつかなかった。

人間の子も乳幼児期の厳しいしつけを逃すと、取り返しの難しい欠陥人間になる事例を多く見受ける。

〈我が子への超自我形成の実績〉

①長男の場合

幼児の時から動物園や海、山へ一緒に遊びに行き、スキンシップは十分行っていたと思う。３歳のある朝、妻が洗濯中に起きてきて「ママ見て、ぼくのシッポこんなに大きくなったよ！」とパンツを下ろして一物を見せていたのは、スキンシップの行き過ぎかもしれないが。

さて、小学校６年生の時、自宅の門柱へ向け、私の目の前でふざけて小便をかけたので、すかさず叱って平手打ちを食らわせた。それまでは長男を叩いたことは一度もなかったので、その驚きと恐れは大変なものだったらしい。それ以後長男は私を避け、大学生になるまでほとんど口を利かなくなった。しかし、成人するまで決して反道徳的な行動はとらなかった。現在では私たち両親を温泉へ誘ったり、あるいは経済的負担をかけまいとするなど気遣う傾向にある。

②二男の場合

長男と同じように、海や山へよく連れて行った。昆虫が好きな子だったので、２人で早朝に露に濡れながら山へクワガタを取りに行ったこともある。スキンシップも十分だったとみえ、３歳で一緒に風呂へ入った時、「パパ、大きいシッポねえ！」と私の一物を掴んだりした。

さて、小学校3年生の時、昼食にケチをつけて食べようとしないので叱ったところ、反抗して金属バットを持ち出し、打ちかかってきた。私は軽くかわせるつもりだったが、思わぬ強打を避け損ねて額を打たれた。さすがに2撃目はなかったが。その1週間後に再び同じ状況になり、今度は私が先手をとって平手打ちを食らわせると、風呂場へ逃げ込んだので、もう一度追い討ちをかけたら、二男の頭がガラス戸に当たって割れ、額から血を流した。

それ以後、私に対してあからさまな反抗はしなくなった。しかし、私に対して口を利かないということは起こらなかった。現在では、私の机が安物だからと、わざわざ古品の上物を2階へ友人と共に運び上げて取り替えるような気の遣いようをする。

〈子供は遊びで社会性獲得〉

子供は本能的に遊びが好きである。しかしそこには大人になってから必要とされる社会性についての学習が含まれている。普通子供の仲間には年代の異なるものも含まれ、当然そこに強者も弱者も存在し、性格もいろいろである。次にその問題点を見てみよう。

①いじめ

父、兄がなく、小柄で力が弱く、覇気に欠け、その上、転校生の私はよくいじめにあった。子供の遊びには生けにえを探し、皆でそれをいじめる傾向がある。ただそれは遊びで悪意からではないことは、子供たちには分かっている。従っていじめの後には和解がある。しかしいじめられる本人にしてみれば、状況によっては極めて腹立たしい。ときには本人でさえ意外と思える行動に出ることがある。

私の例では、自分の親父を当てにして、３歳年下の子が、皆の尻馬に乗っていじめに加わったとき、私は思わずカッとして手にしていた竹棒でその子の頭をしたたかに叩いた。すぐその親父が箒を持って追ってきたので、私は家へ逃げた。幸い家の前にいた祖父が大声でその親父を追い返し、助かった。

次の例では、同じ歳の子が言葉で侮辱した後、ツバを吐きかけたので、思わず彼の両頬を爪で引っかいた。その瞬間に勝ち負けの感覚はない。私は倒れても頬から手を離さなかった。やがてこうした私の反応が、自然にいじめをしない雰囲気に変わった。そして私たちはお互いにキレル、ケンカスル、タタカレルなどの条件、限度、結果を身体で覚えた。弱虫の私でも、中二の時、校庭で一対一の殴り合いもした。

〈留意点〉

ケンカを含む子供同士の遊びは、状況判断力と免疫力とを養うので有益であり、私自身事務の職場で前任者の不正を明かし生意気だとして両足を持って振り回された時にも、全く冷静であった。

②転校

竹馬の友は生涯の友となる。従って小、中学校の転校は基本的に好ましくない。しかし反面、自主性、独立性、自己管理能力の向上など利点も多い。いじめに対する抵抗力もできる。将来社会で一人で行動できる人格の基礎が養われるので、長い目で見れば好ましい。私は小学校だけで5校通ったが、各地の生活習慣、暮らしの雰囲気の違いを身体で学べて大変な収穫があった。最後の学校では、教師の教育手法が、自分の手と足を使って解明、学習するもので、実社会に出てからの新規開拓業務に大いに役立った。

〈思春期、反抗期。中学生～高校生〉

子供が小学生の間はよく家族旅行をするが、中学生になると親と一緒に遊びに出なくなる。その時期は精神的な独立性を確立する思春期、言い換えると反抗期でもある。その特徴は、上からの命令をそのまま無批判に受け入れようとしないことである。従って、社会的な善悪の判断は、小学生の間に完成しておかなくてはならない。家業を継がないと言い出すのもこの頃である。また中学生の時期の悪習が尾をひくと、不登校、引きこもり、暴力、窃盗など反社会的な方向へ流れやすいので注意が必要。

①意志が通じやすい人

　この時期に耳を傾ける相手は、友人とその兄弟、また尊敬する先輩、祭り行事の指導者である。権威には本能的に反発するので、親や教師が強制するとうまくいかず、自主管理が基本となる。ただし、小学生時に体得すべき善悪の基本から外れる場合は、外部の警察や補導員の力を借りてでも対応しなければならない（喫煙、麻薬、売春、万引き、恐喝など）。

②社会性を養う手法

　普通のアルバイトは、極めて有効、かつ手っ取り早い社会学習の手段である。社会の仕組み、習慣、義務など具体的に自然に身につけていくことができる。私も高校生の時の食料品の製造、卸、販売のアルバイトで、夜の世界や他の家庭の内情、製造現場の苦労、卸業務の気配り、小売り競争の激しさや、金策、人を使う難しさ、金を稼ぐことの大変さ（金の値打ち）など、実社会で知るべきことを、賃金をもらいながら短期間に学ぶことができた。このおかげで身についた忍耐力、自主性、頭を使った仕事の仕方などが、実社会へ出てからの仕事の遂行に大変力になった。

　この経験から、私の２人の息子が高校生の時には、私から小遣いを渡した覚えはなく、アルバイトで社会勉強と金の値打ちの体得に努めてもらった結果、成人後も無駄金は使わぬ習性を持つようになった。

③反面教師

中学生ほど教導し難い年代はない。従って一般の中学校教師の中には、本人が知らずして反面教師となっている場合がある。私の例を挙げる。中学3年生の時の進路指導は、担任のF教師だった。生活上早期の就職が必要なため、工業高校の機械科を志望した。しかし教師は言った。

「工業高校の機械科は、優れたものが受験するから、君が入学しても苦労した末に、下位グループになっては先が思いやられる。もっとやさしい科に変更したらいい」

しかし私は、資源のない日本の工業立国に役立つ道として機械科を選んだので、初心は変えなかった。そしてこの担任教師の侮辱的な、敗北主義を押し付ける言い分に大層憤慨した。そして入学試験までの数ヵ月間ガムシャラに勉強し、科の首位入学を果たし、その余勢は卒業するまで継続した(演劇部で3年間遊びもしたが)。

2．職場のストレス対応。公私を峻別が良策

今日ではあらゆる職場で、合理化手段として競争原理が導入されている。そのため仕事が、単な

る繰り返し作業だけでは通用せず、絶えざる進歩や改善を小人数でこなすことが必要となる。こうして必然的に業務上のストレスは大きくなる傾向にある。しかし、そのストレスを自力で乗り越えてこそ、道は開ける（官庁上層部にはこれが欠けていて、時代遅れを招く）。

私は65年前に職場に入った後、主に営業第一線で20年以上、工業用燃料として都市ガスを売る仕事を続けた。当初の価格は、競争相手のＬＰＧ、灯油に対し３割以上の割高、対重油では４倍くらいの格差があった。この悪条件下でも、新規契約目標値に対して実績を上げ続けるには、並みの精神力ではできなかった。そこで私は次のような心構えをし、実行した。また、仕事が厳しいほど、仕事を離れた場での自己の実現を熱心に追及し、それが大変励みになったことは事実である。

職場の仕事は、賃金と引き換えの、義務的労役の提供で、苦役を我慢するのは当然と割り切り、ストレスは自ら積極手法で解決していった。

〈職場のストレスを切り抜けた私の手法〉

①職場の業務は、基本的には理性的に進め、私的な感情の回路は切っておく（職場は劇場なり）。

②自分の意見が通らないことがあっても、焦らずに、人や組織、時間の経過による状況変化の機会を待つ（機会は巡る）。

③どうしても自分の意見を今すぐ取り上げてほしい場合は、組織に拘泥せずに受け入れる人を探し

て提案する（天に目あり）。
④肉体的、精神的苦痛が伴う場合には自分の忍耐力を鍛える場と考え、克服の喜びを目指して頑張る（人を恨むと自分が廃る）。
⑤目標は広く、永く、大きく持ち、評価を気にした狭い視野での仕事をしない（職制にとらわれず胸を張れる、社内トレードの可能性）。
⑥勤務時間内には可能な限り多くの仕事をする（知識、経験、実績等は多いほど大きく成長でき、広い意味で自分が得をする）。
⑦自分の仕事が社会に貢献する接点を常に念頭に置く（社会への貢献こそ、勤労意欲の源泉）。
⑧競争の激しい営業では、負けても当然と割り切り、次を狙う（厳しい営業活動ほど人間を育てる機会は他にない）。
⑨職場を自分の人生を実現する場と思い込まない（職場の目的は組織体の利潤追求や使命達成で、個人の好みに関われない）。
⑩私は営業活動の基本を、顧客工場の製品製作業務改善を織り込む事に置いた。①自動化による生産性向上。②品質向上で製品歩留まりアップ。③省エネルギー、熱効率向上で燃料コスト低減。④燃料転換による大気汚染防止と作業環境改善など。

こうした誠意は社長にも伝わり、良い結果が出た場合には、私が料理店へ逆接待されたり、製品のオカキ、チョコレート、クリスマスケーキ、ハムなどを頂いたこともある。

そうしたとき、心底、社会的有益な仕事達成に喜びが込上げ、今思えば至福の時。

〈職業と並行して自己を実現した私の手法〉

①演劇活動（高校３年間、大阪ＹＭＣＡ４年間、関西芸術座の飯沼慧氏指導）

●趣味として——若者グループの遊びの場。作品や人間像を探求する面白さ。協同でものを作り上げる楽しさ。パフォーマンスの喜び。

●余得として——人前での行動の自信。他人の心情の理解。個性の重要性と活用法会得。欲求不満の解消。視野拡大の習性。映画、芝居、オペラ、音楽への興味（業務上、感情の回路を切ることができるようになる）。

●私の宝——『思い出を売る男』　加藤道夫作

②スポーツ（寅年10歳で藤村阪神のファンとなる）〈スキー、登山、海中ウォッチング〉

●趣味として——行動自体の楽しさ。環境と一体になる喜び。苦難を努力で克服する喜び。

●余得として——阪神の優勝や、景色などに感動。

●私の宝――阪神タイガースの優勝。蔵王スキー場。富士山登山。岩礁魚群ウオッチング。社内相撲大会B組優勝。

③マンドリンクラブ活動（22歳から78歳まで、畑中重雄氏指導）

●趣味として――メンバーと一体化してハーモニーに溶け込む合奏の醍醐味。大家族並み。永年のメンバーとの交流。部員数　２８０名、演奏会百数十回。

●余得として――老人ホーム、病院、施設などへの演奏によるボランティア活動。友好協会を通じての海外交流演奏。世界の音楽、民謡への楽しみの拡大。

●私の宝――ＯＧマンドリンクラブ50周年記念演奏会。ラテン音楽トリオ。

④旅行（全年齢）〈祭り、古代遺跡、温泉、景勝、花見、神事芸能〉

●趣味として――歴史、人の活力、良いもの、美しいもの等の体験、体感。

●余得として――立派な人や物との遭遇。

●私の宝――ねぶた祭り、相馬野間追い、鬼太鼓、御柱祭、灘祭り、阿波踊り、灯篭祭り、妻木晩田遺跡、尾瀬、海津の桜、永沢寺菖蒲園、足助の紅葉。

⑤読書、創作（全年齢）〈文学、古代史、思想、社会、経済、ルポ〉

●趣味として――社会、歴史、人間への好奇心全開の読書三昧。人や社会の深層の理解。

●余得として——友との交流。意見交換。見学、学習会。創作での自己表現。ロマンへの飛翔。
古代史から、地域の生産活動、伝統行事、伝承の由来が見える。
●私の宝——３世紀の倭国誕生、長塚節著『土』。
⑥竹馬の友（50歳以後）〈小学校、中学校、高校の同窓生〉
●趣味として——人生の種々相を虚心に聞ける醍醐味（個性発揮の追体験）
●余得として——利害、肩書き、しがらみを離れた交友。
●私の宝——松江一中同窓生。自然体の友人。多数の存在。

＊松江一中（小泉八雲、教鞭校）の昭和28年卒業同窓生、約３２０名。個性的、積極的人材豊富で、独立の建設業、設備工事会社、電機店、食堂、設計事務所、繊維品会社、医師、校長、服飾デザイナー、有力企業、官庁幹部と多彩な顔触れ。当初は松江、東京に次いで発足した関西支部の世話役となった。当初は自分の認知症予防にも有益としていた。
＊交流を重ね、古代史の資料提供などの恩義を受けた83歳の今、改めて数十名の人生経験を、我が事に感じ始め、自分が数十回生きた充実感覚を持つに至り、感謝の他はない。

3．社会生活での留意点

①ノイローゼ、自殺（自己コントロール不能）の予防手法

職場での同年配の青年（1名は中年）の自殺者は5名、知人を加えるとさらに増え、意外に多いのに驚く。最も多いケースは、協力者もないまま、仕事を自分が全責任を負わざるを得ぬ状況の下、思わぬトラブルで行き詰まり、制限時間に脅迫されると同時に体調を崩した時、発作的に自殺する場合。他には自分の悪行から周囲に見放されたり、自意識過剰の場合があった。従って、苦境に陥った人が体調を崩した時、その発作的行動に周囲の人は気をつける必要がある。但し、動物との触れ合い生活経験者には精神的な抵抗力があるようだ。

②人のつながりの魔力（誠実人間には百人力）

人のつながりで悪の道は恐いが、逆に善意の連鎖反応では、ときに爆発的な広がりを持つことがある。ただし、そのベースには日ごろの相互信頼が前提。これによってこそ、人は大事を成し、あるいは危機から脱出できる。高年齢になるほど、人の和と輪の楽しさと有難さが実感できる。自分一人だけの力を過信しないことが肝要（まじめに話を聞くだけでその人の著書を贈呈された例。『ボクちゃんの戦場』奥田継夫氏。『カント純粋理性批判解釈』坂田徳男氏。『日本書紀研究』半沢英一

氏。『日本人のルーツ』他、加治木義博氏。『このすばらしき日本語』池田仁三氏。『日本古代史記』古館晋氏。『神々のくに　そのくにびと』田川美穂氏。『出雲風土記と古代遺跡』勝部昭氏。『新老人いきいき術』杉山英一氏。他)。

③言葉、理論に支配される（純理論に限界）

言葉は意志の疎通の手段ではあるが、元来灰色をシロかクロに決めつける性質がある。従って、純粋に言葉だけで理論を発展させると、言葉に含まれているべき数量的な重み（ウエイト付け）と価値判断が途中で抜け落ちて、間違った結論に導くことがある。心すべきことだ。若い人が陥りやすい。

④否定的人生観の効用（長所、短所の裏）

「これをして何のためになる?」と動く前に批判する実行力欠乏症の人がいるが、反対に何でも手を出して、大事に手が回らない人もいる。限られた人生では、ときにはカットする前者に学ぼう（人生省力化手法）。

⑤細分化が科学的と考える誤解（医師、教師、考古学者、公務員）

現在の科学の進歩は、分科学すなわち細分化に負うところが多い。しかし、人間の身体や心の働き、歴史の実態、社会全体の管理などの核心に迫るために、今、最も欠けているのは、総合的に判断し、対処するという手法である。木を見て森を見ないところに発展性はない（専門外の人に傾聴すべき見識者あり）。倭国成立過程の仮説を出版『古墳時代の倭王権を推理』（総合的視点からの古代史）

⑥アイデアは午前6時（活用者少ない）

午前6時の活発な頭脳活動、ヒラメキを実感した人は少ない。全ての人が持つこの宝こそ、明るい未来を開く鍵である。脳内情報整理完了時間の活用。

⑦自動車運転時のブレーキとアクセルの踏み間違い防止対策は1本足運転法。

オートマチック車以前に免許を取得した人の中に、平常運転時、両足を使う人の事故率が高いと思う。高齢化すると、緊急停止の場合右足、左足の踏み間違えが経験上起り易い。私は自動車学校で、1本足運転法を強制された。1本足の場合、緊急停止の反応が迅速、確実にしかも無意識で右側アクセルから左側ブレーキに移す事ができる。

＊近在の高齢者運転事故死因は、上記両足操作法での、左右踏み違えと推定する。

仮に左右の足の踏み込み動作を、迅速、ランダムに指示された場合、百パーセント合格の自信はないが、緊急時迅速に足を右（アクセル）から左（ブレーキ）に移す動作は百パーセント自信がある。

尚、私の高齢化後の安全運転手法は、夜間、雨の日、車両や歩行者の特に多い県外の道路、1日

５００km以上の高速道路などの走行を極力避ける事にある。

⑧激変する現代に活動する人にとって、新技術の未来予測が欠かせない。物の製造会社では、商品の変貌が目まぐるしく、特に経営陣は技術的変化の将来予想が出来なければ会社の存亡にかかわる。従って「自分は文系だから、技術的問題にかかわらない」と主張する人は、経営者の資格がない。新技術の学習とその将来の予測は義務となる。これは国民生活を左右する官庁の幹部、政治家にも当てはまる。

４．人生83年の総括〔84歳〕

――自己の趣向を凝らした働きかけが、生き甲斐に――

これまでの人生を顧みて、心底から満足感を得られた点を挙げてみる。

①病弱な少年期から、自己努力で健康体に変身できた事。〈成果を社会に役立てる出版〉

②エネルギー分野の職業生活で、革新的技術をもって大気汚染防止、熱効率向上によるエネルギー節減など産業界に貢献できた事。

③55年間のマンドリンクラブ活動を通じた親密な人間関係とボランティア活動の成就。

④投資の試行による、世界の経済、政治の動態理解力向上。
⑤日本の伝統的祭りと名所旧跡探訪の旅で、日本文化の真相に迫れた事。
⑥日本国の誕生を追及して、東アジア古代史に自説が描けた事。(『古墳時代の倭王権を推理―夫余、公孫、三燕、加羅、韓三国―邪馬台国は近江、伊勢遺跡』。22年9月改訂版出版　ISBN：978-4-86726-835-3)

第６章　悲惨な高齢者運転事故の防止対策

１．高齢者、身体能力低下の実態と車運転中止のお勧め

10歳までに両親を病死で失った私は、戦後の食糧不足、体力低下と免疫力の弱さもあって、健康自己管理を70年間実践、平均以上の体力維持に成功し、新型コロナ感染拡大以前は、脚力50歳並み、免許用認知度88点。しかし84歳運転免許証更新直後、相次ぐ高齢者の悲惨な交通事故写真を見て、大きな衝撃を受けた。令和2年、65歳以上運転者による交通事故件数は５３８件、死者６人、負傷者６２５人。高齢者の運転自制を強く望む。

70歳以後、予想外の体力低下体験を記す。

・75歳時、同年齢４人が不整脈発症、カテーテルアブレーション、ペースメーカー装着。同窓生、喉頭ガン２人、内臓ガン５人、前立腺ガン３人発症もほぼ同時期。早期発見用検査を怠った友人

は他界。70歳代は体質の変質期。健康診断と早期治療は必須。

・82歳時、新型コロナ流行により、20年来の週2回筋力トレーニングを3か月中断、その後週1回を実行。すると以後の毎日40分ウオーキング時に、かつて経験しなかった歩行能力大幅低下を感じて驚いた。しかし前年同窓会での集団歩行経験からすると、歩行能力低下状態が、80歳代の平均値であることを悟った。80歳代の脚力低下はごく一般的。

・運転事故に直結する身体能力の不調事例。80歳以後。

（イ）前照ライト点灯スイッチを一瞬、間違える。次にクラッチ式の旧型車移動を頼まれて、両足操作を行った時、一瞬迷いが生じた。オートマチック車での免許更新指導で、講師から右一本足操作を固く指示され、実行していたからだ。危険時、無意識にブレーキが踏める。もし現在両足操作をする方は、即刻片足操作に変更すべし。事故防止には必須。一瞬の迷いが大事故を起こす。

（ロ）首の１８０度回転時、高齢者の異常現象。瞬時失神と視界二重化現象。長年映画で切られ役を演じてきた某俳優は、高齢化後、急激に首をひねると一瞬失神すると話した。私もガレージで似た経験があり、後方景色が二重に見えて驚いた。車の運転中に、首を回す必要が再三あるが、80歳代では危険な動作。

（ハ）83歳後半に強烈な目まいと意識混濁を経験。３か月に３回。初回はクローゼット下部の作業後、突然立ち上がった瞬間に強烈な目まいと意識混濁。夢の中でもがく感覚30秒位。意識はあるが視界が動転、金縛り状態。若年時なら単なる目まいで済んでいた動作。
２回目は熱い風呂にいきなり入った時。上記と同じ症状を発症。幸い湯面が胸までで、溺れることは無かった。それまでは熱い風呂に入っても異常は一切無かった。
３回目は夕錠後、突然椅子から立ち上がり、ミルクを温め戻り座る瞬間。被害はミルクの飛散。過去経験しない状況。以後常に金縛り対応を心掛ける。車の運転を止める直接の動機になった。

前述の80歳代の予期せぬ身体の異常発症、特に（ハ）の意識混濁が車運転中に発生すれば、多数の人命に関わる重大事故につながり、若年者の未来を奪う。それに思い当たり、私は車売却を直ちに決意。当然月間数万円の経済的負担軽減も視野に有ったたが。
尚、10㎞以内の用事には、電動アシスト自転車使用がお勧め。所要時間もほとんど変わらず、運動になり一石二鳥。65歳以上は人道走行も可能。

以上

（完）

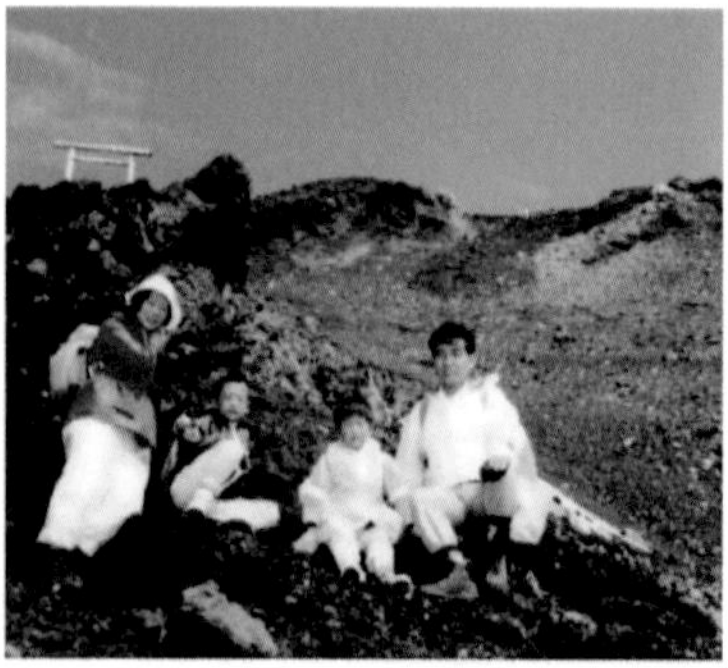

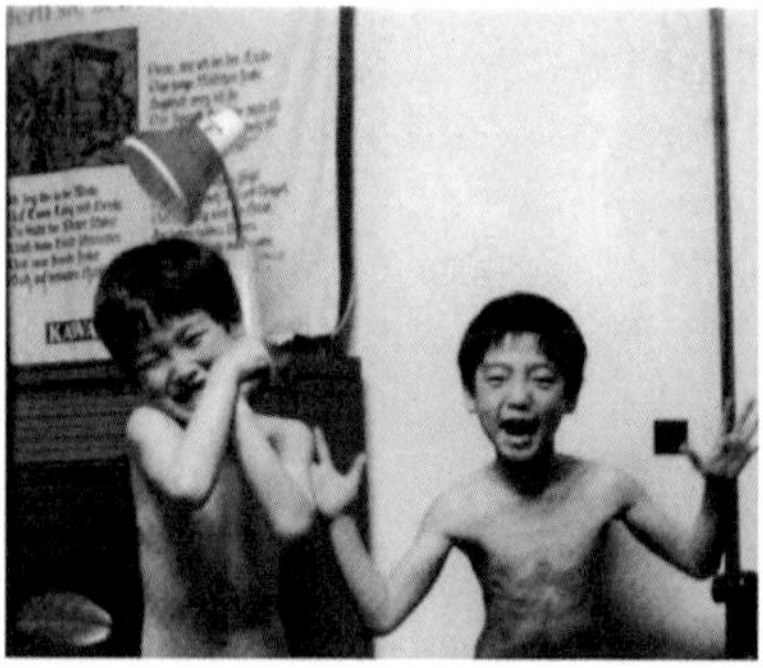

富士山頂、四虫の卵。子育てはスキンシップから

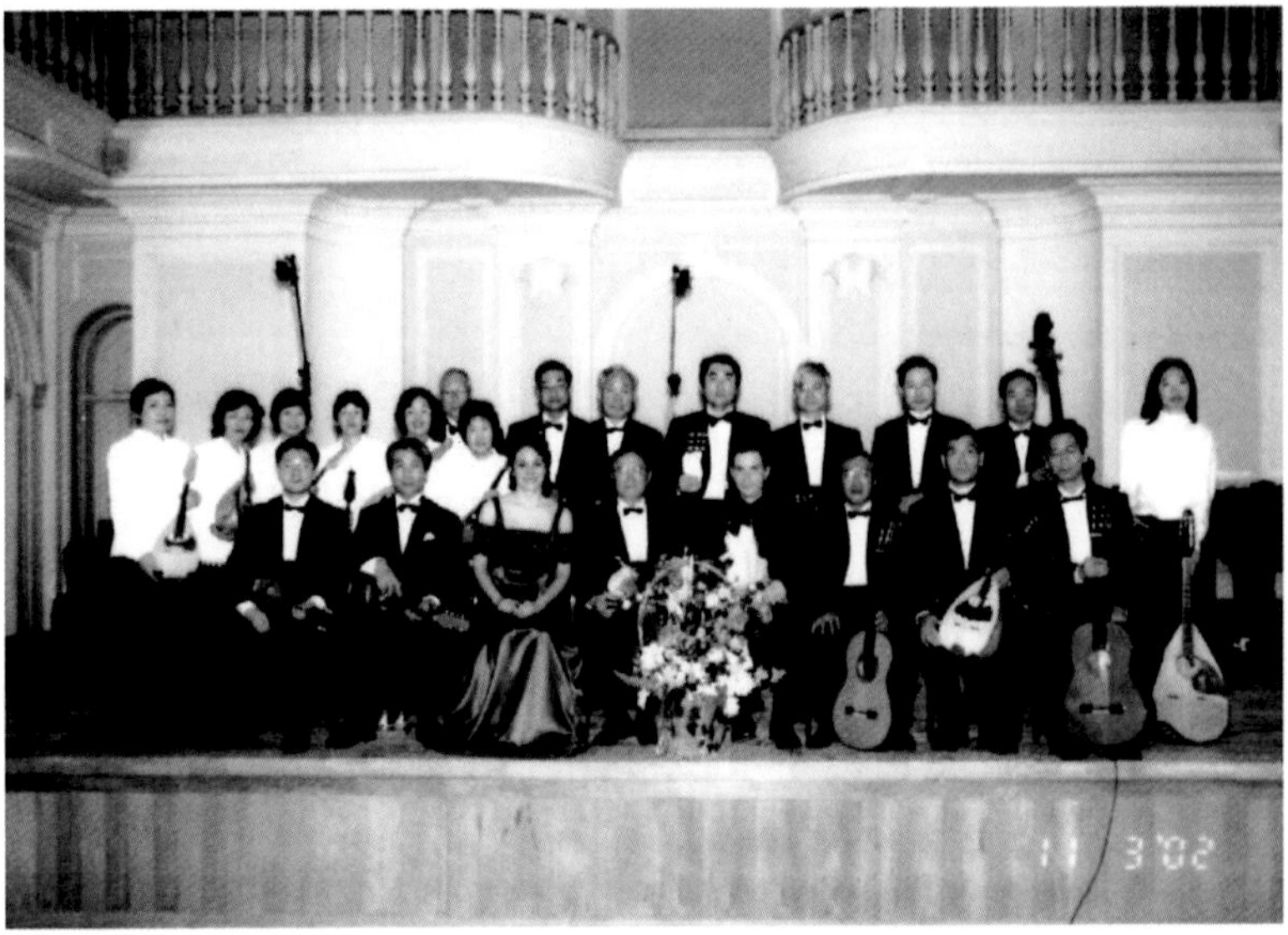

日露友好交流演奏会（モスクワ音楽院、02 年 11 月）

大阪ガス・マンドリンクラブ

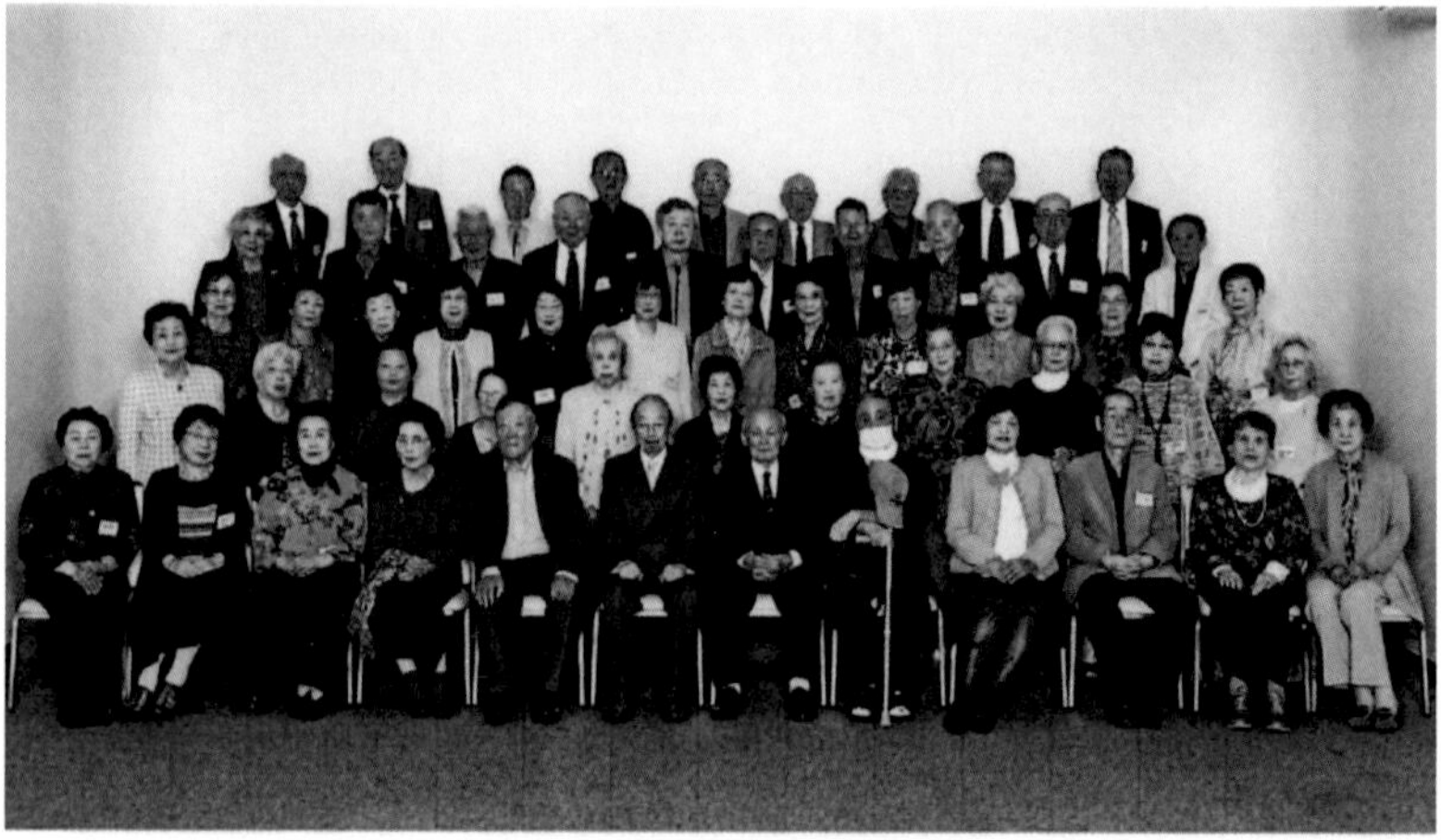

松江一中二八会「米寿を祝う集い」平成28年10月17日
於：サンラポーむらくも

2016年　平均78.5才
年輪合算：58人×78.5年＝4160年（ギネスブック記録か）

［別表］私の健康管理データ（42〜65歳）

年齢	西暦	和暦	身長	体重	胸囲	腹囲	体脂肪率	血圧高
42	80・04	S55	171.8	64.0	91.6	79.5	10.9	107.0
45	84・01	S59	171.8	66.2	88.7	82.0	13.6	122.0
47	86・01	S61	171.7	68.5	94.5	85.8	13.3	116.0
49	87・03	S62	170.8	68.6				110.0
49	87・12	S62	170.8	71.4	97.2	88.4	13.5	136.0
50	89・01	H 1	171.6	68.5				118.0
51	90・02	H 2	170.7	68.5	94.7	86.2	12.4	126.0
52	90・11	H 2	170.3	67.2				116.0
53	92・01	H 4						
53	92・02	H 4	170.6	67.8	95.5	87.2	12.9	129.0
54	92・10	H 4	171.2	69.0				120.0
55	93・12	H 5						
55	94・01	H 6	170.8	68.0	96.0	86.0		128.0
56	94・11	H 6	170.8	67.6				130.0
57	95・12	H 7	170.2	69.2	97.8	86.5		133.0
58	97・02	H 9	169.4	65.3				128.0
59	98・01	H10	169.8	63.8				116.0
60	98・11	H10	169.8	65.8				122.0
61	99・11	H11	169.9	64.8				130.0
62	00・10	H12	170.0	66.0				150.0
63	01・10	H13	169.7	66.0			20.0	144.0
63	01・10	H13	169.4	66.5				145.0
64	02・02	H14						136.3
64	02・05	H14						133.0
64	02・08	H14						126.8
64	02・11	H14						130.2
64	02・12	H14	169.7	67.7			18.0	143.0
65	03・02	H15						129.7
65	03・05	H15						130.2
65	03・08	H15						131.9
65	03・10	H15						128.9

血圧低	心拍数	総コレステ	HDL	中性脂肪	備考
62.0	66.0	177		71	
74.0	72.0	221	53	103	
69.0	75.0	187	52	116	
78.0		235	46	143	
78.0	88.0	212	38	319	
86.0		245	65	129	
72.0	72.0	230	62	135	
86.0		226	68	127	
		234	61	187	
84.0	69.0	237	65	99	
90.0		246	64	148	
		259	73	104	
85.0	78.0	259	73	106	
82.0		232	75	128	
95.0	81.0	258	69	162	
79.0	73.0	245	75	130	
79.0	73.0	219	65	109	
74.0		225	67	108	
83.0		233	70	157	
92.0		238	82	141	
98.0	64.0				
101.0		248	74	94	
97.1	73.7				トレーニング平均値
92.9	74.4				同上
88.6	76.1				同上
90.2	74.9				同上
84.0		227	76	98	
92.1	75.7				トレーニング平均値
88.1	75.5				同上（血管マッサージ開始）
90.3	74.0				同上
84.8	71.1				同上

【著者紹介】

米澤達夫(よねざわ・たつお)

1938年　大阪府生まれ、奈良市在住
1956～1998年　松江工業高校機械科卒業後、大阪ガス(株) 勤務。京阪神地区の工業用、業務用エネルギーを天然ガスに転換。加熱炊乾燥機、ボイラー設計販売の業務に従事
1957～2000年「第3次もり」創刊号～34号同人(SF、児童文学)
1989～2000年「古代大和」創刊号～12号同人誌(奈良の古代史研究会)
1960～2016年　大阪ガスマンドリンクラブのボランティア活動に参加

ブラックジャックとどう向き合うか

医師との対決64年(増補版、83歳までの17年間追加)

2023年7月31日発行

著　者　米澤達夫
発行者　向田翔一

発行所　株式会社 22 世紀アート
〒103-0007
東京都中央区日本橋浜町 3-23-1-5F
電話　03-5941-9774
Email: info@22art.net　ホームページ：www.22art.net

発売元　株式会社日興企画
〒104-0032
東京都中央区八丁堀 4-11-10 第 2SS ビル 6F
電話　03-6262-8127
Email: support@nikko-kikaku.com
ホームページ：https://nikko-kikaku.com/

印刷
製本　株式会社 PUBFUN

ISBN：978-4-88877-233-4